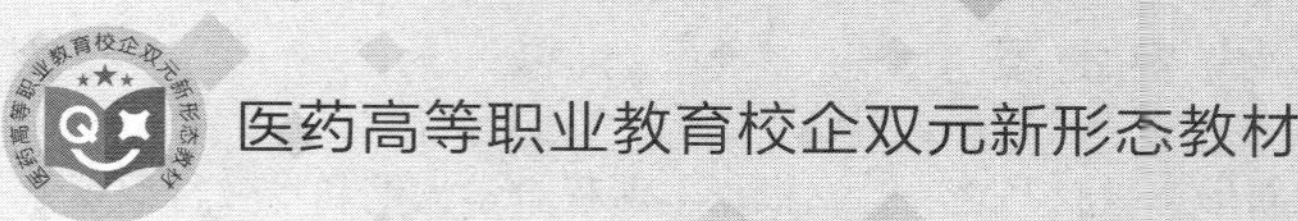

免疫学检验技术实训手册

（供医学检验技术专业用）

主　编　王富英　廖奔兵

副主编　孔　萍　靖吉芳　董　慧

编　者　（以姓氏笔画为序）

王富英（惠州卫生职业技术学院）

邓宇伟（惠州市第一人民医院）

孔　萍（惠州市第一人民医院）

董　慧（惠州卫生职业技术学院）

靖吉芳（惠州卫生职业技术学院）

廖奔兵（惠州卫生职业技术学院）

中国健康传媒集团

中国医药科技出版社

内容提要

本教材是“医药高等职业教育校企双元新形态教材”之一，系根据本课程教学大纲和本教材编写原则与要求编写而成。全书共9个模块内容：抗原抗体制备技术、免疫凝集反应、免疫沉淀反应、酶免疫技术、免疫荧光技术、放射免疫技术、胶体金免疫技术、化学发光免疫技术、免疫细胞的分离及其功能检测。本教材注重理论与实操相结合，每个项目都设置了思考题和操作自评表，针对学习内容引发学生思考，增强教材实用性。

本教材可供全国高等职业院校医学检验技术专业师生教学使用，也可作为相关从业人员的参考用书。

图书在版编目（CIP）数据

免疫学检验技术实训手册/王富英，廖奔兵主编.—北京：中国医药科技出版社，2023.8

医药高等职业教育校企双元新形态教材

ISBN 978-7-5214-3750-8

Ⅰ.①免… Ⅱ.①王… ②廖… Ⅲ.①免疫学-医学检验-高等职业教育-教材 Ⅳ.①R446.6

中国国家版本馆CIP数据核字（2023）第136459号

美术编辑 陈君杞

版式设计 南博文化

出版 **中国健康传媒集团** | 中国医药科技出版社

地址 北京市海淀区文慧园北路甲22号

邮编 100082

电话 发行：010-62227427 邮购：010-62236938

网址 www.cmstp.com

规格 787×1092mm 1/16

印张 11 1/4

字数 228千字

版次 2023年8月第1版

印次 2023年8月第1次印刷

印刷 北京市密东印刷有限公司

经销 全国各地新华书店

书号 ISBN 978-7-5214-3750-8

定价 39.00元

获取新书信息、投稿、为图书纠错，请扫码联系我们。

数字化教材编委会

主　编　王富英　廖奔兵

副主编　孔　萍　靖吉芳　董　慧

编　者　（以姓氏笔画为序）

王富英（惠州卫生职业技术学院）

邓宇伟（惠州市第一人民医院）

孔　萍（惠州市第一人民医院）

董　慧（惠州卫生职业技术学院）

靖吉芳（惠州卫生职业技术学院）

廖奔兵（惠州卫生职业技术学院）

前　言

《免疫学检验技术实训手册》是“医药高等职业教育校企双元新形态教材之一”，是为适应我国当前职业教育高质量发展而编写。本教材是以医学检验技术专业（高职高专）人才培养方案及教学大纲为依据，以当前医学检验技术岗位需求为导向，与医院检验科的专业技术人员合作，共同开发编写的实用型实训教材。

党的二十大报告指出，要办好人民满意的教育，全面贯彻党的教育方针，落实立德树人根本任务，培养德智体美劳全面发展的社会主义建设者和接班人。教材是教学的载体，高质量教材在传播知识和技能的同时，对于践行社会主义核心价值观，深化爱国主义、集体主义、社会主义教育，着力培养担当民族复兴大任的时代新人发挥巨大作用。本教材始终强化课程思政，把“立德树人”的教育理念贯穿、落实到教材建设全过程的各方面、各环节。积极体现职教精神，以人才培养目标为依据，以医学检验技术岗位需求为导向，对接职业标准和岗位要求，进一步优化精简实训教学内容，以“必需、够用”为原则，培养满足岗位需求、教学需求和社会需求的高素质技能型人才。

本教材根据临床免疫学岗位检验需求，根据方法学/技术路线将实训教学内容分为9个模块，23个项目。选取目前临床常用免疫学检验项目为代表，以临床检验任务为目标，深入浅出地阐述实验原理，以标准化的操作规程为指导，最终完成检验过程，指导学生判断实验结果、准确发放实验报告。实验后反馈学生任务完成情况。

本教材可供全国高等职业院校医学检验技术专业师生教学使用，也可作为相关从业人员的参考用书。

教材中难免出现疏漏之处，恳请广大读者批评指正，以便修订时完善。

编　者

2023年6月

目　录

模块一　抗原抗体制备技术

模块二　免疫凝集反应

模块三　免疫沉淀反应

模块四　酶免疫技术

模块五 免疫荧光技术

模块六 放射免疫技术

模块七 胶体金免疫技术

模块八 化学发光免疫技术

模块九 免疫细胞的分离及其功能检测

模块一　抗原抗体制备技术

免疫学检验技术的基础是抗原–抗体反应。基于抗原–抗体反应具有高度特异性，可用已知抗体检测与之特异反应的未知抗原，或用已知抗原检测与之特异反应的未知抗体，以诊断或辅助诊断疾病。因此，抗原和抗体是免疫学检测的两个重要指标，也是体外抗原–抗体反应中最基本的试剂。

项目一 抗原的制备

抗原即免疫原，是能诱导机体产生抗体又能与相应抗体在体内外发生特异性反应的物质。抗原的制备是免疫血清制备的前提。抗原根据物理性状可分为颗粒性抗原和可溶性抗原，根据化学性状可分为蛋白质抗原、多糖抗原、核酸抗原等，因此抗原的制备方法也不尽相同。下面主要介绍颗粒性抗原的制备过程。

人和动物的血细胞、微生物及各种细胞器等均为颗粒性抗原。常用的颗粒性抗原有细菌和红细胞。

任务一 伤寒沙门菌 O 抗原、H 抗原的制备

【实验原理】

细菌性抗原免疫原性强，一般不诱发免疫耐受，只需将分离或培养的细菌用生理盐水离心洗涤，去除杂质，调整到一定浓度即可应用。

【实验试剂与器材】

标准菌株、细菌培养基；无菌生理盐水、无菌0.5%苯酚盐水、甲醛；试管、恒温细菌培养箱、离心机、比浊仪等。

【操作方法】

1. 抗原的制备 选择标准菌株：所用的菌种伤寒杆菌H901和伤寒杆菌O901应具有典型形态菌落及生化反应。在生理盐水中不发生自身凝集，与特异血清有高度凝集者可作为菌种。

2.菌液的制备

（1）原液的制备

1）H菌液的制备：将合格的伤寒杆菌H菌株接种于普通琼脂的大试管内，37℃孵育18~24小时。肉眼观察有无杂菌生长，必要时做镜检。用无菌甲醛生理盐水洗下菌苔，将洗下液体装入无菌试管内，置37℃恒温箱18~24小时以杀菌得到原液。然后做无菌试验，即将菌液接种于肉汤及琼脂培养基培养4天，无活菌生长者才可使用。

2）O菌液的制备：将合格的伤寒杆菌H菌株依上法培养后，用无菌0.5%苯酚盐水将菌苔洗下，洗液装入无菌试管内，置于37℃温箱中18~24小时杀菌得原液。经检查无菌后可以使用。如无伤寒杆菌O菌株，也可用H菌株制备O抗原。即用0.5%苯酚盐水洗下H菌，菌液置100℃水浴60分钟，破坏其H抗原即得O菌液。

（2）应用液的制备　合格的原液用标准比浊管计算菌落数目后，用生理盐水稀释至每毫升含菌10亿，加入适量甲醛使其浓度为0.25%。制备好的原液及应用液均保存在2~10℃冰箱中备用，有效期为1年。

1）菌液浓度的计算及稀释法：菌液的浓度可用麦氏标准比浊法来测定，方法如下。

a.分别配制1%硫酸溶液及1%氯化钡溶液。

b.取口径相等、质地相同的试管10支，依表1-1所示分别将硫酸及氯化钡溶液加入，封固管口，注明号码备用。

表1-1　不同麦氏浓度管的配制

管号	1	2	3	4	5	6	7	8	9	10
1%$BaCl_2$（ml）	0.1	0.2	0.3	0.4	0.5	0.6	0.7	0.8	0.9	1.0
1%H_2SO_4（ml）	9.9	9.8	9.7	9.6	9.5	9.4	9.3	9.2	9.1	9.0
相当菌数（亿/ml）	3	6	9	12	15	18	21	24	27	30

c.将洗下的细菌原液放入与比浊管相同的试管中并予以一定稀释。与标准比浊管相比较，视其浊度相当于比浊管的第几管，然后将比浊管相当菌数乘以稀释倍数即可得到每毫升中所含细菌的数量。如细菌原液1∶5稀释后其浊度与第3管相当，则原液每毫升含菌数为9亿×5=45亿。

2）菌液的稀释可按下列公式计算：如原液5ml，每毫升含菌45亿，今欲稀释为每毫升含菌10亿的溶液应加生理盐水的毫升数：

$$(5\times45)/10-5=17.5\text{ml}$$

即细菌原液5ml，加生理盐水17.5ml，稀释即成。

【注意事项】

（1）菌株要选择标准菌株。

（2）制备的菌液需注意保证无杂菌生长、无活菌生长才能使用。

【思考题】

（1）简述H菌液的制备过程。
（2）简述O菌液的制备过程。
（3）简述H菌液和O菌液的应用。

【任务反馈】

伤寒沙门菌O抗原、H抗原的制备操作自评表

评价项目	评价标准	分值	得分
物品的准备	物品准备是否齐全	5	
标准菌株的测试	标准菌株特征是否明确	5	
标准菌株的培养	培养温度、时间是否合理	10	
H菌液的制备	制备方法是否正确	20	
O菌液的制备	制备方法是否正确	20	
应用液的制备	方法步骤是否正确	10	
比浊仪的使用	比浊仪使用是否熟练	10	
菌液浓度的计算	计算菌液浓度是否正确	10	
职业素质	是否具有耐心和细心、团队协作精神	5	
生物安全意识	操作过程中是否具备生物安全意识	5	
合计		100	

任务二　红细胞抗原的制备

【实验原理】

红细胞属颗粒性抗原，免疫原性强，可作为抗原或载体，与相应抗体结合后可出现肉眼可见的凝集反应，是常用的抗原。只需将分离或培养的细胞用生理盐水离心洗涤，洗涤可以去除红细胞表面的少量血浆蛋白、已溶解红细胞的基质、可溶性抑制物及抗凝剂等，洗涤后调整到一定浓度即可应用。

【实验试剂与器材】

枸橼酸钠抗凝人外周血；无菌生理盐水；无菌试管、离心机等。

【操作方法】

1. 5%红细胞悬液的制备 取枸橼酸钠抗凝的人全血2ml于离心管中，加适量无菌生理盐水，2000r/min离心5分钟，弃上清液，再月无菌生理盐水与红细胞混匀，按前重复3次洗涤，最后一次离心10分钟，弃上清液，把盐水倒干净，再用滤纸将管口附着的盐水拭去，将1体积压积红细胞加入20体积的无菌生理盐水，则为5%红细胞盐水悬液。

（1）致敏5%红细胞悬液的制备 取3个人的O型红细胞混合，按上法洗涤3次后，取压紧的红细胞与等量的抗D血清混合，置37℃水浴30分钟，取出，离心，弃上清液，用生理盐水洗涤3次，末次洗涤后，将上清液除尽，用无菌生理盐水配成致敏的5%红细胞悬液，可用于Coombs试验阳性对照。

（2）未致敏5%红细胞悬液的制备 取3个人的O型红细胞混合，按上法洗涤3次，末次洗涤后，将上清液除尽，用无菌生理盐水配成5%红细胞悬液，可用于Coombs试验阴性对照。

2. 醛化红细胞悬液的制备（丙酮醛–甲醛法）

（1）取采血后3~7天的绵羊红细胞（SRBC）或人O型红细胞，用10倍量0.1mol/L pH 7.2的PBS洗5次，每次1000~1500r/min离心15分钟，然后配成8% SRBC悬液。

（2）加入等量3%丙酮醛，在24℃左右搅拌17小时。用上述PBS同法洗5次，再配成8% SRBC悬液。

（3）加入等量3%甲醛，在24℃左右搅拌17小时。用上述PBS同法洗5次，再用该缓冲液配成10%红细胞悬液。加0.2g/L NaN_3，置4℃冰箱保存。

制备好的醛化红细胞可用作间接凝集试验的载体。

【注意事项】

（1）人红细胞制备时需用枸橼酸钠抗凝的血液。

（2）第1次洗涤后若有溶血现象，仔细观察；如果第2次洗涤后上清液仍不完全清澈，则此红细胞不宜使用。

【思考题】

（1）简述红细胞悬液的临床应用。

（2）若有溶血现象该如何处理？怎样避免溶血？

【任务反馈】

红细胞抗原的制备操作自评表

评价项目	评价标准	分值	得分
物品的准备	物品准备是否齐全	5	
红细胞悬液制备	步骤方法是否熟练	15	
离心	能否熟练使用离心机	10	
重悬	混匀重悬细胞方法是否规范	20	
醛化红细胞制备	方法步骤是否熟练	10	
洗涤红细胞	离心时间、转数是否合理	10	
醛化	丙酮醛和甲醛醛化温度、时间是否合理	15	
保存备用	细胞保存方法是否正确	5	
职业素质	是否具有耐心和细心、团队协作精神	5	
生物安全意识	操作过程中是否具备生物安全意识	5	
合计		100	

项目二　抗体的制备

任务一　人血清标本的采集与储存

微课1

血液标本的采集和血清的分离在临床免疫与生化检测中至关重要，是保证质量的一个重要环节。血清为血液凝固后，其中不含纤维蛋白原的胶状淡黄色透明液体。分离血清有很多种方法，最常用的有两种：离心法和自然沉降法。本实验采用离心法。

【实验原理】

离心法是根据血液中各种物质密度的不同而分离出血清的方法。将抽取出的静脉血不抗凝置于离心管或普通试管内，或直接用含分离胶的采血管采血，放入离心机中，3000r/min离心15分钟，试管最上层透明液体即血清，中间为白细胞和血小板，底部为红细胞（图1–1）。上层血清用无菌容器分装即可。

图1–1　血液离心后各成分分层示意图

【实验试剂与器材】

2.5%碘伏；一次性使用真空采血管（含分离胶）、采血针、无菌棉签、压脉带、EP（eppendorf）管、加样枪、无菌枪头、水平离心机等。

【操作方法】

1.静脉采血

（1）分组操作，2名同学为一组，合作相互采血。

（2）标记采血管，包括被采集对象班级、姓名、学号，准备适当规格的采血配件及负压取血管。务必仔细核对并记录。

（3）根据被采集对象具体情况，可选择肘正中静脉、贵要静脉、手背静脉。扎上止血带后，拍打注射部位3~4次，还可用大拇指按压静脉2~3次，一般静脉受刺激后血管扩张、血液充盈即可明显暴露，如果暴露不明显，可用右手示指沿解剖部位触摸。静脉的感觉柔软且富有弹性，并呈条索状，触摸好后稍做痕迹，即可穿刺，对深面滑且看不清的静脉，可用左手示指与中指固定在静脉的上方，从而更好地暴露静脉。

（4）依次用2.5%碘伏消毒，待碘伏干后，进针静脉穿刺。一般以右手持针，针面向上，使针头与皮肤成10°~25°（静脉深浅与进针角度成正比），从血管正中快速刺入，见回血后，针尾再向下压，使角度小于15°向前送针。

（5）摘下负压取血处针头，连接负压取血管，待管满后，即收集外周全血5ml。

（6）以无菌棉签按住针尖前方静脉处，迅速将采血针头拔出。在穿刺处，以棉球按住5分钟以上止血。

（7）将采血管直立置于试管架上静置。

（8）将针头、取血器弃于专用锐器盒内。

（9）再次核对标记。

2. 血清分离与保存

（1）血清标本在室温（22~25℃）放置30~60分钟，可自发完全凝集，血清自然地从全血中分离出来。一般应于采血后2小时内分离出血清。

（2）将采血管置水平离心机中离心，3000r/min离心15分钟。

（3）离心后见分离管内分为三层，由上向下为血清、分离胶、红细胞。

（4）标记2ml EP管，并做好操作记录。

（5）无菌枪头吸取血清，分装于2ml EP管内，放在有封口的塑料袋中，存储条件见表1–2。

表1–2　血清存储条件

保存温度	血清抗体效价测定	病毒核酸PCR	病毒分离
–70℃	可保存	可保存	可保存
–20℃	可保存	可保存	不推荐
4℃	可保存	可保存	<4天
室温	<7天	<7天	不推荐

【注意事项】

（1）严格无菌操作原则。不仅是采血，任何侵入性操作都要严格执行。

（2）采集方法主要采用静脉采血法；采集量考虑到平时课堂使用，5ml足够。大多数免疫学检验项目无须空腹，对采集时间无明确要求，根据课堂安排即可。

（3）采血时，肘部采血不要拍打患者前臂，这点容易被忽略，操作的时候为了方便暴露血管，很多人会拍打患者手臂，这是不可取的，而且扎上止血带再拍会很疼，所以应引起注意。扎止血带的时间以1分钟为宜，过长可导致血液成分变化影响检验结果。

（4）采血过程中做好人文关怀：做好安抚、解释工作，以得到更好的配合。

（5）离心时需注意轻拿轻放，特别是离心后取管时，不能摇晃。

（6）分装血清时需严格无菌操作。

【思考题】

（1）需分离血清时，可采用哪些采血管？

（2）在采血过程中，若扎入针头后没有看到血，应如何处理？

【任务反馈】

人血清标本的采集与储存操作自评表

评价项目	评价标准	分值	得分
采血物品的准备	物品准备是否齐全	5	
标记	标记是否清晰	5	
采血对象的安抚	是否在采血前与采血对象沟通、安抚对方	10	
消毒	消毒方法是否规范	10	
采血	采血手法是否规范	20	
止血	止血方法是否正确	10	
采血后物品处理	采血针等是否放入锐器盒	10	
离心	能否正确使用离心机	10	
分装	是否正确标记、分装时是否无菌操作	10	
职业素质	是否具有耐心和细心、团队协作精神	5	
生物安全意识	操作过程中是否具备生物安全意识	5	
合计		100	

任务二　伤寒沙门菌“O”抗血清的制备

免疫血清的制备是将免疫原按照一定的免疫程序接种于动物，抗原刺激其免疫系统产生免疫应答，产生针对抗原不同表位的多克隆抗体，采集分离免疫动物的血清，得到相应的抗体，即免疫血清或称为抗血清。

【实验原理】

用伤寒沙门菌的代表菌株制成灭活菌抗原免疫家兔所得的血清，供凝集试验诊断伤寒沙门菌用。制备的抗血清也可用于制备沙门菌O因子（单价）血清，临床用于沙门菌群或型的鉴定。

目前已有商品化试剂出售。

【实验试剂与器材】

1. 实验动物 健康雄性家兔，体重2~3kg。

2. 菌株与培养基 伤寒沙门菌标准菌株（如O901）、pH 7.2~7.4普通琼脂培养基（或普通肉汤）。

3. 试剂 甲醛溶液、2%碘酊、75%乙醇、无菌生理盐水、硫柳汞。

4. 器材 37℃培养箱、离心机、离心管、吸管、注射器。

【操作方法】

1. O抗原的制备 将伤寒菌O901菌种接种于pH 7.2~7.4普通肉汤培养基，置35~37℃培养18~20小时，收集细菌，以无菌生理盐水洗涤后制成浓度约为1×10^9CFU/ml的菌液，100℃水浴加热2.5小时，然后按菌液量的0.3%加入甲醛溶液备用（详见模块一项目一任务一）。

2. 免疫动物 取健康雄性家兔若干只（根据需要而定），通过耳静脉免疫，免疫程序见表1–3。

表 1–3 伤寒沙门菌“O”抗血清制备免疫方案

免疫时间（天）	0	5	10	15	20
抗原剂量（ml）	0.25	0.5	1.0	1.0	1.0

3. 试血 末次注射后6~8天试血，从耳静脉采血，分离血清，以免疫菌采用玻片凝集试验测定抗血清效价。若效价达不到要求，可按最后1次免疫剂量再加强注射抗原1~2次，再试血，直至符合要求。

4. 采血 试血合格后即可采血，可采用颈动脉放血或者心脏采血，分离血清，加入硫柳汞溶液使其最终含量为0.10~0.20g/L。

【结果判断】

收获的抗血清凝集效价应≥1∶640，且应无菌、无溶血。

【注意事项】

（1）操作活菌时应注意生物安全，防止实验因子污染和对操作者的影响。

（2）注射灭活细菌抗原剂量较大时要缓慢推注。

（3）为尽可能多地采集血清，大多采用颈动脉放血或心脏采血。

（4）分离血清时应注意无菌操作。

（5）玻片凝集试验时为避免假阳性结果，应设置生理盐水对照。

（6）由于动物个体间的差异，产生的抗体质量难以控制，重复性和稳定性差，应密切监测各个体动物的变化。

【思考题】

（1）抗血清制备时对免疫动物的选择有哪些基本要求？

（2）采集分离免疫动物的血清时应注意些什么？

【任务反馈】

伤寒沙门菌“O”抗血清的制备操作自评表

评价项目	评价标准	分值	得分
物品的准备	物品准备是否齐全	5	
O抗原的制备	制备方法是否熟练	5	
免疫动物	动物选择、免疫程序是否合理	20	
采血试血	动物采血方法是否规范	20	
试血	效价测定方法是否正确	10	
采血分离血清	分离血清方法是否熟练	10	
采血后物品处理	采血针等是否放入锐器盒	10	
血清分装保存	血清分装保存方法是否正确	10	
职业素质	是否具有耐心和细心、团队协作精神	5	
生物安全意识	操作过程中是否具备生物安全意识	5	
合计		100	

任务三 免抗人IgG血清的制备

【实验原理】

用纯化的人或动物IgG作抗原免疫异种动物，如家兔，得到兔抗人IgG血清。抗人IgG血清可用于抗人球蛋白试验，纯化的抗人IgG常用于免疫标记技术中作为第二抗体使用，或用于亲和层析技术提纯人IgG，或用于双向免疫扩散试验、免疫电泳检测人IgG。

【实验试剂与器材】

1. 实验动物 健康家兔2只，体重2~3kg。

2. 混合健康人血清 常见传染性病原体检测项目，如HBsAg、HCV抗体、HIV-1/HIV-2抗体、梅毒血清学检测均为阴性，ALT值正常。

3.弗氏不完全佐剂　石蜡油和羊毛脂按1∶1（*V*/*V*）混合后，高压灭菌。

4.试剂　饱和硫酸铵溶液、生理盐水、卡介苗（10mg/支）、2%碘酊、75%乙醇。

5.器材　研钵、试管、毛细吸管、注射器等。

【操作方法】

1.免疫原的制备

（1）IgG的制备　采用饱和硫酸铵盐析法。

1）将血清5ml和生理盐水等量混合，混匀后逐滴加入适量的饱和硫酸铵溶液10ml，边加边搅拌。混匀后室温静置30分钟或置4℃冰箱过夜。

2）4℃ 10000r/min离心15分钟，将上清液（含白蛋白）弃去，沉淀物（含球蛋白）溶于10ml生理盐水中。

3）逐滴加入饱和硫酸铵溶液5ml，静置30分钟，离心。

4）重复步骤3）。

5）将提取物装入透析袋，用PBS充分透析、换液3次，至纳斯勒试剂测透析液外液无黄色，即无NH_4^+为止。

6）取透析袋内样品少许做适当稀释后，紫外分光光度计测定蛋白含量。要求蛋白质含量应不低于2.0mg/ml。抗原纯度测定用双向免疫扩散法，与抗全血清和抗IgG血清应呈现单一沉淀线；免疫电泳试验应呈现单一沉淀弧。

（2）弗氏完全佐剂免疫原的制备　弗氏不完全佐剂1ml倾入研钵中，用纯化的浓度为2mg/ml的IgG溶液1ml溶化卡介苗，使其终浓度达0.5~2.5mg/ml，然后逐滴加入研钵中研磨，使其成为“油包水”样乳液（检验方法：取1滴混合物滴入水中不散开），备用。

（3）弗氏不完全佐剂免疫原的制备　将弗氏不完全佐剂加热倾入研钵中，待冷却后直接逐滴加入等量纯化的人IgG研磨，使其成为“油包水”样乳液，备用。

2.免疫动物　将上述制备的抗原免疫家兔，经双向免疫扩散试验测定抗体效价不低于1∶32倍稀释时采血，分离血清，即得相应的兔抗人IgG血清。

（1）取健康家兔2只，做好标记，采耳缘静脉血1~2ml，分离血清，作为阴性对照。

（2）注射方法和免疫程序见表1–4。

表1–4　兔抗人IgG血清制备免疫方案

免疫时间（天）	免疫原剂量（ml）	免疫部位及途径
0	弗氏完全佐剂–IgG（1.0）	足掌皮下、背部皮内5~10点
14	弗氏不完全佐剂–IgG（1.0）	腋窝淋巴结、背部皮下5~10点
21	IgG（0.5）	耳静脉，背部皮内、皮下
28	IgG（0.5）	耳静脉，背部皮内、皮下

（3）末次注射免疫原后7~10天试血。从耳静脉或心脏采血，分离血清。通过双向免疫扩散试验测定抗体效价。若抗体效价不理想，可再次注射抗原，再试血，直至达到要求。

3. 采血　采用心脏采血法，分离血清，小量分装，-20℃以下保存。

【结果判断】

收获的抗血清效价应高于1∶32，且应无菌、无溶血。

【注意事项】

（1）注意无菌操作，尽量多采血清。

（2）用可溶性抗原制备抗体时多选用皮内注射途径，因加有佐剂，注射不太容易。

（3）免疫的次数、间隔时间及采血时间可随试血结果调整。

（4）再次注射抗原时，要防止过敏反应发生。

【思考题】

（1）哪些情况下要使用免疫佐剂？

（2）抗血清的保存方法有哪些？

【任务反馈】

免抗人 IgG 血清的制备操作自评表

评价项目	评价标准	分值	得分
物品的准备	物品准备是否齐全	5	
IgG的制备	制备方法是否正确	15	
弗氏完全佐剂免疫原的制备	制备方法是否正确	10	
弗氏不完全佐剂免疫原的制备	制备方法是否正确	10	
免疫动物	动物选择、免疫程序是否合理	20	
试血	动物采血方法是否规范，效价测定方法是否正确	10	
采血分离血清	分离血清方法是否熟练	10	
血清分装保存	血清分装保存方法是否正确	10	
职业素质	是否具有团队协作精神	5	
生物安全意识	是否具备生物安全意识	5	
合计		100	

练习题1

（廖奔兵　王富英）

模块二　免疫凝集反应

凝集反应是指细菌、红细胞等颗粒性抗原与相应抗体结合；或可溶性抗原（或抗体）吸附颗粒性载体后与相应抗体（或抗原）结合，在一定条件下，形成肉眼可见的凝集现象（图2-1）。常用的技术类型有直接凝集试验、间接凝集试验、抗人球蛋白试验等。

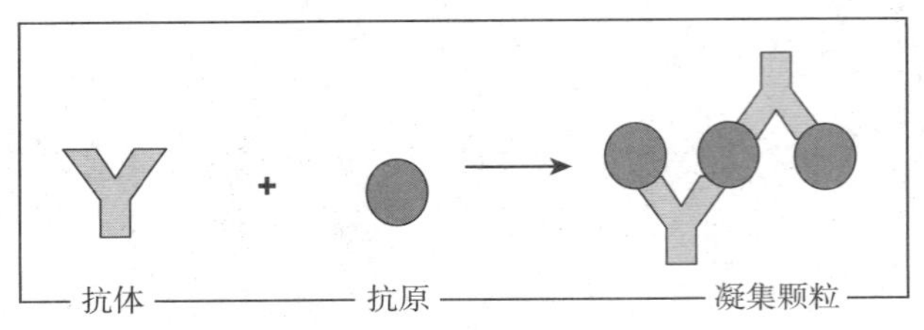

图2-1　凝集反应示意图

项目一　直接凝集反应

天然的颗粒性抗原与相应抗体在适当条件下发生反应，出现肉眼可见的凝集现象称为直接凝集试验。在操作方法上分为玻片法和试管法两种。

任务一　ABO血型的鉴定——玻片凝集法

【实验原理】

在玻片上，当颗粒性抗原与相应抗体在适宜条件下反应，出现肉眼可见的凝集物，即玻片凝集试验。玻片法属于定性试验，常用已知抗体直接检测未知的颗粒性抗原。

本试验以检测人ABO血型抗原为例。当人红细胞上存在A或（和）B抗原时，与ABO血型诊断试剂（抗A抗体、抗B抗体）结合后，会出现肉眼可见的凝集反应，即用已知的抗A和抗B抗体去检测未知的红细胞血型抗原。

【实验试剂与器材】

1.待检样品　采集末梢血。

2.血清　ABO血型诊断血清，用时按说明书操作。

3.其他　载玻片、标记笔、末梢采血针、无菌干棉球、酒精棉球、无菌牙签等。

【操作方法】

（1）用标记笔在玻片上做好标记。

（2）消毒被检者左手无名指外侧缘，酒精棉球消毒，等酒精挥发后快速进针，刺破皮肤后将针头套好，弃于锐器盒。取两滴外周血，分别置于载玻片两端。

（3）分别用含抗A抗体的血清和抗B抗体的血清滴在两滴外周血上。

（4）充分混匀。

（5）室温下静置数分钟，观察结果。

【结果判断】

观察是否出现凝集反应，从而判断血型。如果仅滴加抗A血清端出现凝集现象，说明红细胞上仅含A抗原，血型为A型；若两端均无凝集想象，则说明红细胞上既无A抗原，也无B抗原，血型为O型。（表2-1，图2-2）。

表2-1　不同血型的凝集反应

凝集现象	红细胞上抗原种类	血型判定
仅滴加抗A抗体血清端凝集	A抗原	A型
仅滴加抗B抗体血清端凝集	B抗原	B型
滴加抗A抗体血清、抗B抗体血清两端均凝集	A抗原、B抗原	AB型
两端无凝集	无	O型

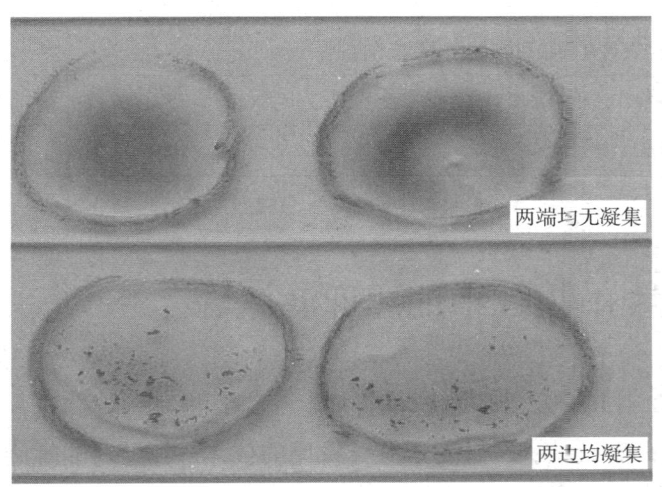

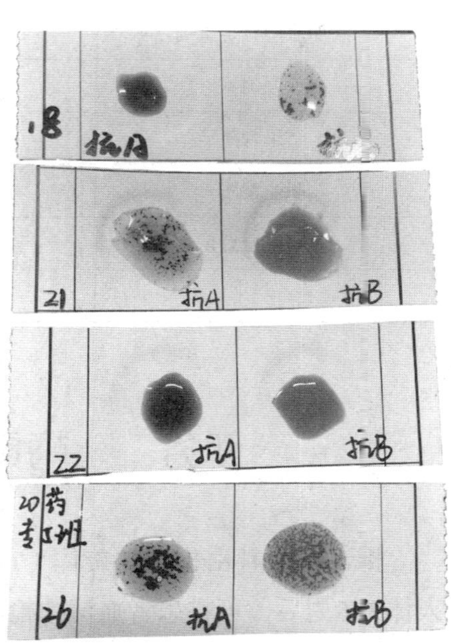

图2-2　ABO血型鉴定结果示意图

【注意事项】

（1）玻片应洁净、干燥，以防止或减少非特异性凝集。

（2）在载玻片两端滴加血型鉴定试剂后要充分混匀。

（3）采血时要注意无菌操作。

（4）注意生物安全，防止锐器伤人。

【思考题】

请对玻片法鉴定ABO血型进行方法学评价。

【任务反馈】

玻片凝集试验——ABO血型的鉴定操作自评表

评价项目	评价标准	分值	得分
采血物品的准备	物品准备是否齐全	5	
标记	标记是否清晰	5	
采血对象的安抚	是否在采血前与采血对象沟通、安抚对方	5	
消毒	消毒方法是否规范	5	
采血	采血手法是否规范	10	
采血后物品处理	采血针等是否放入锐器盒	10	
滴加血型鉴定试剂	血型鉴定试剂是否悬滴	5	
混匀	混匀方式是否正确	5	
结果判断	血型判断方法是否准确	40	
职业素质	是否具有耐心和细心、团队协作精神	5	
生物安全意识	操作过程中是否具备生物安全意识	5	
合计		100	

任务二　梅毒甲苯胺红不加热血清试验

梅毒是一种由梅毒螺旋体（TP）引起全身各器官的性传播疾病，当梅毒螺旋体进入人体3~6周后，可在患者血清中检出两种抗体：①针对螺旋体抗原的抗体；②针对非螺旋体抗原的抗体。临床梅毒检测常用的血清学试验分为非梅毒螺旋体抗原试验（如VDRL，

TRUST，RPR）和梅毒螺旋体抗原试验（如TPPA，ELISA等）。

梅毒螺旋体感染人体后，宿主迅速对螺旋体表面的脂质做出免疫应答，在3~4周产生抗类脂质抗原的抗体（反应素），此时TRUST试验可呈阳性（图2-3）。

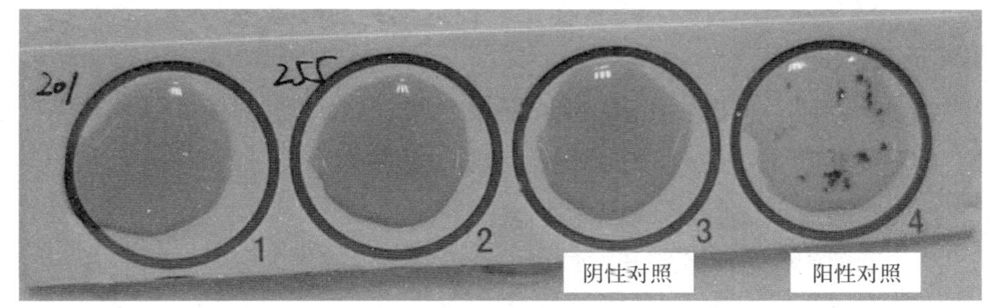

图 2-3　TRUST 试验示意图

用正常牛心肌的心类脂（cardiolipin，二磷酸酰甘油衍生物）作为抗原，而不是用螺旋体作为抗原，来测定患者血清中的反应素（非特异性抗体——抗心磷脂抗体）。用来初步筛查梅毒螺旋体感染。反应素在初期梅毒病灶出现后1~2周就可测出，在二期梅毒滴度最高，三期梅毒较低。

【实验原理】

甲苯胺红不加热血清试验（toluidine red unheated serum test，TRUST）是一种梅毒螺旋体非特异性血清试验，本试剂采用VDRL抗原重悬于含有特制的甲苯胺红溶液中制成。供在白色卡片上进行试验，以检测血清或血浆中反应素用。可作为梅毒患者的诊断和疗效之参考。

【实验试剂与器材】

1. 待检样品　采集静脉血，分离新鲜血清。也可用冻存的血清或血浆。

2. 诊断试剂　血清梅毒甲苯胺红不加热血清试验诊断试剂盒，用时按说明书操作。

3. 其他　采血针、采血管、碘伏、无菌棉签、水平旋转仪等。

【操作方法】

1. 定性试验

（1）分别吸取50μl梅毒阳性对照和阴性对照均匀铺加在纸卡的两个圆圈中。

（2）取待检血清或血浆50μl（不需灭活）置于纸卡的另一圆圈中。

（3）用专用滴管及针头垂直分别滴加TRUST试剂1滴于上述血清中。

（4）按每分钟100转摇动8分钟［（100 ± 2）r/min］，肉眼观察结果。

2.半定量试验 将待检血清用生理盐水做倍比稀释，然后按上述定性方式进行试验，以呈现明显凝集反应的最高稀释度作为该血清的凝集效价。

【结果判断】

1.凝集反应强度分级

（1）“+++～++++” 圆圈内出现中到大的红色絮状物，液体清亮。

（2）“++” 圆圈内出现小到中的红色絮状物，液体较清亮。

（3）“+” 圆圈内出现小的红色絮状物，液体浑浊。

（4）“–” 圆圈内仅见甲苯胺红颗粒集中于中央一点或均匀分散。

2.结果报告

（1）定性试验

1）阳性：出现+～++++强度的凝集反应。

2）阴性：不产生凝集反应。

（2）半定量试验 滴度指出现凝集反应的最高血清稀释倍数。

【注意事项】

（1）本试验在23~29℃条件下进行。

（2）TRUST 试剂使用前应充分摇匀。

（3）本试验系非特异性反应，需结合临床进行综合分析，必要时需进行梅毒螺旋体抗体特异性试验。

（4）本试剂应保存于2~8℃，有效期12个月。

【临床意义】

TRUST试验适用于梅毒筛查、疗效观察、复发或再感染的检查。由于所用抗原不具有特异性，除梅毒患者外，一些非梅毒患者也可暂时或长期地存在反应素。例如麻风、结核、传染性单核细胞增多症、红斑狼疮、类风湿关节炎、回归热以及一些发热性疾病。此外，在孕妇、老年人和吸毒者中有生物学假阳性反应。对未经治疗的一期、二期和潜伏梅毒患者的敏感性分别为86%、100%、98%。

【思考题】

影响本方法的因素有哪些?

【任务反馈】

梅毒甲苯胺红不加热血清试验操作自评表

评价项目	评价标准	分值	得分
物品的准备	物品准备是否齐全	5	
标记	标记是否清晰	5	
阳性、阴性对照	设置阴阳对照是否正确	10	
加样	加样方法是否正确	20	
水平旋转仪的使用	能否熟练使用水平旋转仪	10	
结果判断	结果判断方法是否正确	40	
职业素质	是否具有耐心和细心、团队协作精神	5	
生物安全意识	操作过程中是否具备生物安全意识	5	
合计		100	

任务三　肥达反应——试管凝集法

【实验原理】

试管凝集试验是将已知的颗粒性抗原悬液定量地与一系列倍比稀释的待检血清等量混合，在适宜条件下，静置一定时间后，根据各管的凝集程度，判断待检血清中抗体的效价，常用于抗体的半定量检测。

本试验以检测血清伤寒沙门菌抗体为例。用伤寒沙门菌的O抗原（TO）、伤寒沙门菌的H抗原（TH）、甲型副伤寒沙门菌鞭毛抗原（PA）、乙型副伤寒沙门菌鞭毛抗原（PB）、丙型副伤寒沙门菌鞭毛抗原（PC）分别制成的标准诊断菌液，与患者血清做凝集试验，临床上用于辅助诊断伤寒、副伤寒。

【实验试剂与器材】

1.待检样品　用生理盐水1∶10稀释血清（1份血清加入9份生理盐水中）。

2.诊断菌液　市售的TO、TH、PA、PB、PC标准诊断菌液。

3.试剂　生理盐水。

4.其他　37℃水浴箱、试管、吸管、吸耳球等。

【操作方法】

准备洁净试管35支，排成5排，每排7支。加样方法以第一排为例。

（1）将7支试管排列于试管架上，依次编号。

（2）各管中均加入0.5ml生理盐水。

（3）吸取1∶10稀释的待检血清0.5ml加入第1管，充分混匀后吸出0.5ml加入第2管，混匀，从第2管吸出0.5ml加入第3管；同法依次稀释至第6管，混匀后从第6管吸出0.5ml弃去。第7管不加血清作为生理盐水对照。至此，第1~6管的血清稀释度依次为1∶20、1∶40、1∶80、1∶160、1∶320、1∶640。

（4）每管各加诊断菌液TO 0.5ml，此时每管内血清稀释度又增加1倍，分别为1∶40、1∶80、1∶160、1∶320、1∶640、1∶1280。

（5）各管摇匀后置室温或37℃ 18~24小时，观察结果。

第2~5排血清稀释方法同第一排，诊断菌液分别为TH、PA、PB、PC。

操作程序如图2–4所示。

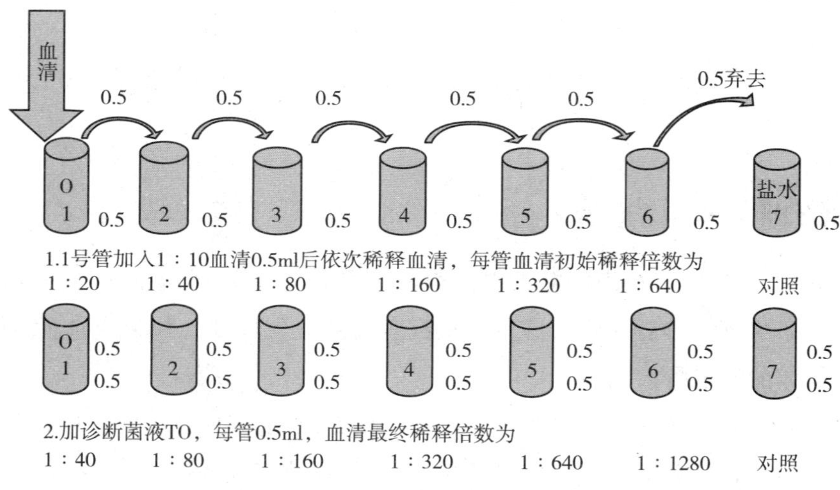

图2–4 肥达反应操作程序图

【结果判断】

判断凝集试验的结果，要有良好的光源和黑暗的背景。从温箱或水浴箱中轻轻取出试管架，不要摇动试管。观察管底凝集物和上清浊度。然后轻摇或用手指轻弹管壁使凝集物悬浮，观察凝集块的松软、大小、均匀度和悬液浊度。

（1）先观察盐水对照管，应无凝集现象。管底沉积呈圆形、边缘整齐，轻摇则沉积菌分散，均匀浑浊。

（2）再观察试验管，伤寒沙门菌O抗原凝集物呈颗粒状，轻摇时不易升起和离散，往往黏附于管底。H抗原凝集物呈棉絮状，沉于管底，轻摇易升起和离散。根据凝集的强弱程度，可将试验结果划分为以下等级。

1）“++++”：很强，细菌全部凝集，管内液体澄清，可见管底有大片边缘不整的白色凝集物，轻摇时可见明显的颗粒、薄片或絮状。

2）“+++”：强，细菌大部分凝集，液体轻度浑浊，管底有边缘不整的白色凝集物，轻摇时可见较明显的颗粒、薄片或絮状。

3）“++”：中等强度，细菌部分凝集，液体较浑浊。

4）“+”：弱，细菌仅少量凝集，液体浑浊。

5）“-”：不凝集，液体浑浊度与管底沉积物与对照管相同。

（3）以出现“++”凝集强度的血清最大稀释度作为待检血清的凝集效价（滴度）。

（4）若第1管仍无凝集现象，应报效价<1∶40（为第1管稀释度）；若第6管仍呈“++”或更强凝集现象，应报效价>1∶1280（为第6管稀释度）。

【参考范围】

在一般情况下，O凝集效价≥1∶80，H凝集效价≥1∶160才有诊断价值。如双份血清效价有4倍以上增长更有意义。

【注意事项】

（1）抗原、抗体在比例适当时，才出现肉眼可见的凝集现象。如抗体浓度过高，出现前带现象，此时需加大抗体稀释度重新试验。

（2）判断结果时，应在暗背景下透过强光逐管观察。

（3）注意温度、pH、电解质、摇动对试验结果的影响。水浴箱的水面不要高出试管内液面，以利于试管内液体的对流，增加抗原与抗体的接触。在放入水浴前摇动，可使抗原、抗体充分混匀，增加抗原、抗体的接触。

（4）混合抗体时，需用吸管连续吸取数次。吸液时吸管应深入液面下，以防吸进空气。注液时应离开液面，以防产生气泡或使液面溢出试管。

【思考题】

（1）简述本方法的优缺点。

（2）简述本方法的临床应用。

【任务反馈】

试管凝集试验——肥达反应操作自评表

评价项目	评价标准	分值	得分
排管	排管是否正确	5	
标记	标记是否清晰	5	
加生理盐水	每管加生理盐水量是否准确	10	
稀释血清	血清稀释方法是否正确	20	
加诊断菌液	诊断菌液加样顺序是否正确、量是否准确	20	
结果判断	是否掌握结果判定方法	20	
结果报告	是否掌握结果报告方式	10	
职业素质	是否具有耐心和细心、团队协作精神	5	
生物安全意识	操作过程中是否具备生物安全意识	5	
合计		100	

项目二　间接凝集试验

将可溶性抗原包被在一种与免疫无关的颗粒状载体表面形成致敏颗粒，再与相应抗体反应，如出现凝集，称为间接凝集。常用的载体颗粒有人O型红细胞、绵羊红细胞、胶乳颗粒等。如载体颗粒是红细胞，称为间接血凝试验；若为胶乳颗粒，则称为胶乳凝集试验。

任务一　RF因子的测定——胶乳法

【实验原理】

本试验属正向间接凝集试验，即用已知抗原与颗粒性载体结合，用以测定未知抗体（图2-5）。

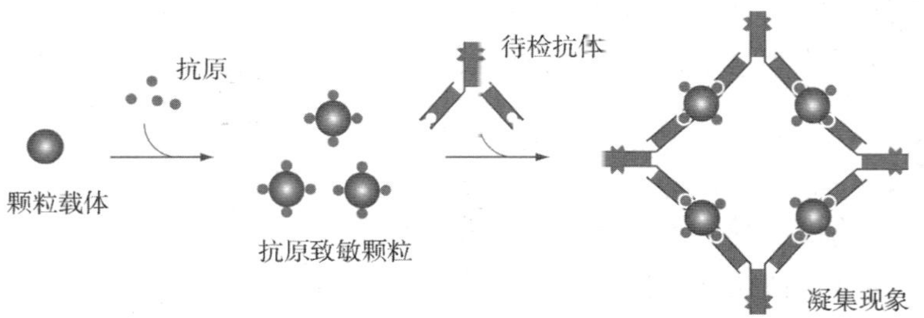

图2-5　正向间接凝集试验原理示意图

该法操作简便，结果清晰，容易判断，敏感性高于血凝试验，但特异性低于血凝试验。

类风湿因子（RF）是一组抗变性IgG的自身抗体，它能与人或动物的变性IgG结合，而不与正常人IgG发生凝集反应。根据这一特点，将处理过的人IgG与羧化聚苯乙烯胶乳共价交联，使其吸附于胶乳颗粒载体上，成为致敏的胶乳颗粒。当待检血清中有RF时，则致敏的胶乳颗粒上的变性IgG与相对应的抗体（RF）发生反应，出现凝集现象。

【实验试剂与器材】

1. 血清　待检血清、阳性血清、阴性血清。

2. 诊断试剂　人IgG致敏胶乳试剂。

3. 稀释液 生理盐水或pH 8.2甘氨酸缓冲盐水。

4. 器材 毛细滴管、刻度吸管、牙签、黑色方格反应板等。

【操作方法】

（1）将待检血清、阳性血清、阴性血清用生理盐水或pH 8.2甘氨酸缓冲盐水做1∶20稀释，备用。

（2）在黑色方格反应板上取3个格，用毛细滴管各加待检血清、阳性血清、阴性血清1滴（约50μl），然后分别加致敏胶乳试剂1滴。

（3）轻轻摇动反应板（或用牙签充分混匀后），2~3分钟，观察结果。

【结果判断】

加入致敏胶乳试剂后，连续摇动，在室内的光线下2~3分钟出现清晰的凝集颗粒，且液体澄清者为阳性，即RF阳性。若需做定量测定，可将血清做倍比稀释，重复上述测定，以出现凝集的血清最高稀释度为RF滴度。

【注意事项】

（1）试剂应置4℃保存，严禁冻结，用时摇匀。

（2）所有试验器皿和反应板均应洗净、干燥。

（3）若阴性对照出现凝集，则表示致敏胶乳试剂有质量问题，不能使用。

【思考题】

（1）临床上还有哪些检测项目也采用本方法？

（2）简述本方法的临床意义。

【任务反馈】

RF因子的测定——胶乳法操作自评表

评价项目	评价标准	分值	得分
物品的准备	物品准备是否充分	5	
标记	标记是否清晰	5	
稀释血清	稀释方法是否正确	10	
阴阳对照	是否正确设置阴、阳对照并正确稀释	20	
加样	加样方法是否正确、量是否准确	20	
结果判断	是否掌握结果判定方法	20	
结果报告	是否掌握结果报告方式	10	

续表

评价项目	评价标准	分值	得分
职业素质	是否具有耐心和细心、团队协作精神	5	
生物安全意识	操作过程中是否具备生物安全意识	5	
合计		100	

任务二　C反应蛋白（CRP）的测定——胶乳法

微课2

C反应蛋白（C-reactive protein，CRP）是指在机体受到感染或组织损伤时血浆中一些急剧上升的蛋白质（急性蛋白）。各种急性炎症、组织损伤、心肌梗死、手术创伤、放射性损伤等疾病发作后数小时C反应蛋白水平迅速升高，检测体内CRP水平可助医生辨别感染的类型、评估病程、预测冠心病和心肌梗死危险性等。

【实验原理】

本试验属反向间接凝集试验，即用已知抗体与颗粒性载体结合，用以测定未知抗原（图2-6）。采用商品化的试剂盒，胶乳试剂是由C反应蛋白多抗包被胶乳，加入待检标本，若标本中含CRP，达到一定含量即出现肉眼可见凝集颗粒。用于体外对人血清样本中CRP定性或半定量测定，作辅助诊断用。

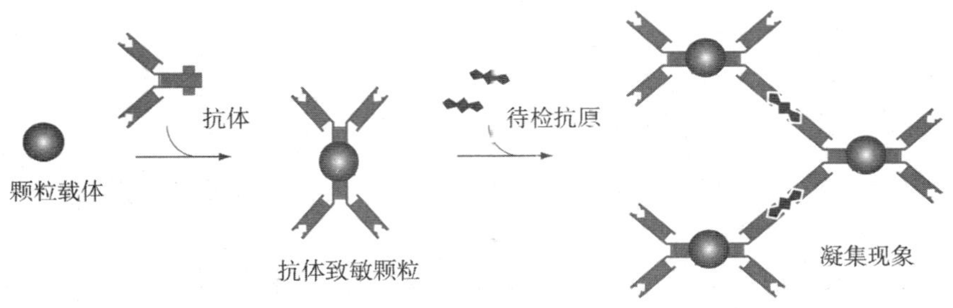

图2-6　反向间接凝集试验原理示意图

【实验试剂与器材】

1.检测试剂　商品化C反应蛋白（CRP）测定试剂盒（胶乳凝集法）。主要组成成分如下。

（1）胶乳液成分　C反应蛋白多抗胶乳、1%牛血清白蛋白、100mmol/L磷酸盐缓冲液。

（2）阳性对照成分　C反应蛋白、1%牛血清白蛋白、100mmol/L磷酸盐缓冲液。

（3）阴性对照成分　1%牛血清白蛋白、100mmol/L磷酸盐缓冲液。

不同批号试剂盒中的胶乳液、阳性对照和阴性对照不能混用。

2.待检样本 经离心获得新鲜血清样本，贮存于2~8℃，48小时内使用，时间过长必须冰冻贮存。

3.其他 加样枪、无菌枪头、锐器盒等。

【操作方法】

1.定性试验 试剂使用前，预置达室温；轻轻混匀胶乳试剂；核对阴性和阳性对照，在反应板孔中加一滴未稀释血清（50μl），然后加一滴胶乳试剂在血清中；搅匀、轻轻摇动使其充分混合，3分钟后观察结果。阴性和阳性对照同上法操作。

2.半定量试验 血清以生理盐水（0.9g NaCl溶解于蒸馏水中，稀释至100ml）倍比稀释，可参照表2-2操作。

表 2-2 CRP 测定半定量试验加样示例

稀释倍	1:2	1:4	1:8
血清	100μl		
生理盐水	100μl	100μl	100μl
	→	100μl	
		→	100μl
标本量	50μl	50μl	50μl
CRP含量（mg/L）	>12	>24	>48

【结果判断】

1.正常参考范围 成人<6mg/L。

2.凝集出现 可判断样本中CRP>6mg/L阳性。

3.无凝集出现 可判断样本中CRP<6mg/L阴性。

CRP定性试验和半定量试验结果分别如图2-7和图2-8所示。

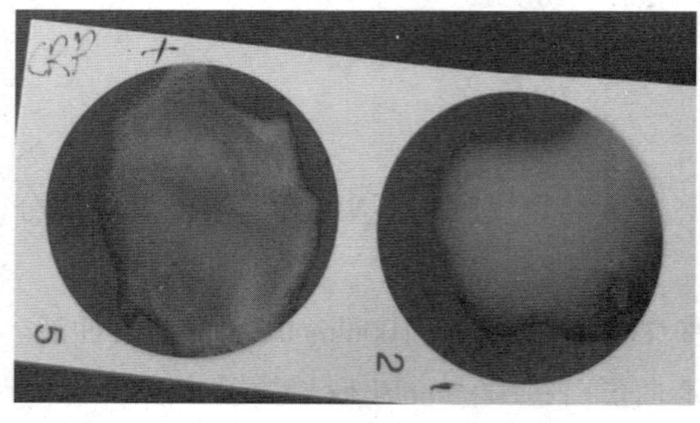

图 2-7 CRP 定性试验结果示意图

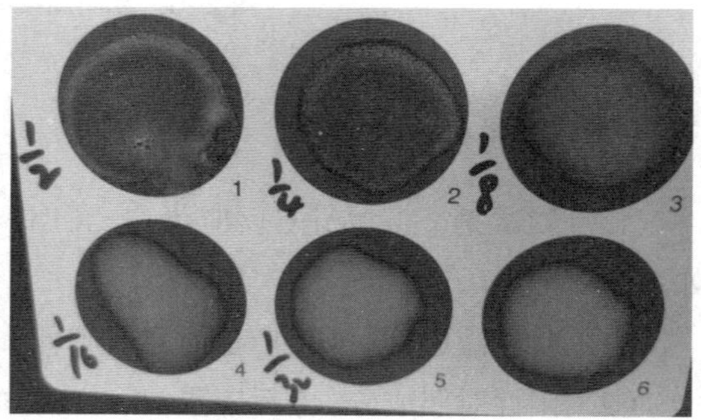

图 2-8 CRP 半定量试验结果示意图

【注意事项】

（1）若阴阳性对照结果出现异常，则试剂不可使用。试剂储藏温度2~10℃，切勿冷冻。有效期1年。

（2）试剂盒贮存于2~10℃，受热会导致试剂阳性率偏高，切勿冷冻。

（3）阴、阳性对照经检测HbsAg、HCV、HIV为阴性，但仍必须像处理患者样品一样小心操作。

（4）本试剂适用于定性、半定量检测人体中C反应蛋白的含量；如需定量检测，可使用C反应蛋白定量上机试剂。

（5）产品性能指标：灵敏度为6mg/L出阳性；可测定范围为6~90mg/L。

【思考题】

（1）简述本方法的原理。

（2）简述本方法的临床应用。

【任务反馈】

C反应蛋白（CRP）的测定——胶乳法操作自评表

评价项目	评价标准	分值	得分
物品的准备	物品准备是否充分	5	
标记	标记是否清晰	5	
稀释血清	稀释方法是否正确	10	
阴阳对照	是否正确设置阴、阳对照并正确稀释	20	
加样	加样方法是否正确、量是否准	20	
结果判断	是否掌握结果判定方法	20	
结果报告	是否掌握结果报告方式	10	
职业素质	是否具有耐心和细心、团队协作精神	5	
生物安全意识	操作过程中是否具备生物安全意识	5	
合计		100	

项目三　其他凝集试验

抗人球蛋白试验又称Coombs试验，是1945年由Coombs建立的一种抗球蛋白参与的间接血凝试验，检测抗红细胞不完全抗体的一种非常经典的方法。可用于诊断自身免疫性溶血性贫血等。本试验分为直接法和间接法两种。

任务一　直接Coombs试验

【实验原理】

将抗人球蛋白血清（AGS）直接加到红细胞悬液中，可使待验血球（在体内结合有不完全抗体的红细胞）出现凝集现象。可用玻片法定性测定，也可用试管法做半定量分析（图2-9）。

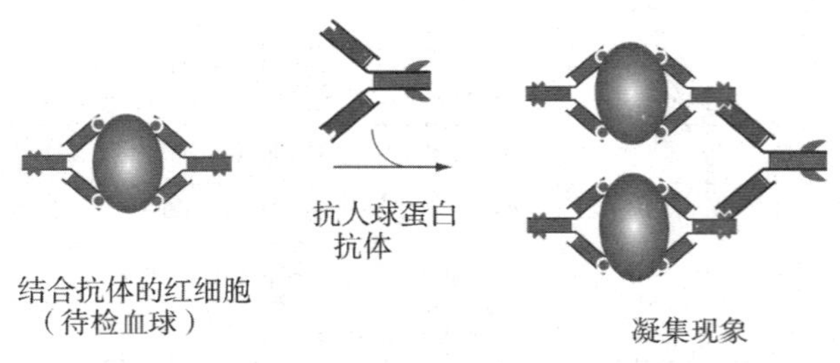

图2-9　直接Coombs试验原理示意图

【实验试剂与器材】

1. 待检红细胞　待检5%红细胞悬液。

2. 诊断血清　抗人球蛋白血清（Coombs试剂），按说明书使用。

3. 对照组　阳性对照、阴性对照。

4. 试剂　生理盐水。

5. 器材　试管（10mm × 60mm）、毛细管、离心机、滤纸等。

【操作方法】

（1）取3支干燥的小试管，分别标记待检管、阳性对照管、阴性对照管。

（2）各取1滴待检者、阳性对照、阴性对照的5%红细胞悬液，依次加入3个小试管中，再依次加入1滴抗人球蛋白诊断血清，混匀。

（3）同时将3个试管离心，1000r/min离心1分钟，轻轻倾斜摇动，观察凝集现象，并按程度记录结果。

【结果判断】

判断结果时需持一定的角度轻轻摇动试管直到松动所有的细胞，然后反复倾斜试管，直到出现均匀的细胞悬液或凝集物为止。阳性对照管凝集，阴性对照管不凝集，待检管出现凝集者为阳性，表示待检血清中有不完全抗体（或受检红细胞上有相应抗原）。

【注意事项】

（1）红细胞必须经过充分的洗涤，因为试验过程中如果含有血清，其中的游离球蛋白极易与抗人球蛋白试剂结合，致使试验出现假阴性。

（2）血液标本需要当天检测，因为弱抗体在室温下放置24小时后反应减弱，延迟或中途停止试验可使红细胞与抗体脱离。一般红细胞表面要有大约500个IgG分子才能产生明显的凝集反应。

（3）红细胞洗涤应迅速，洗涤用盐水要足量，并用力冲入管底，使压积于管底的红细胞分离。切勿用手指堵住管口颠倒混匀，以防污染来自皮肤的蛋白。

【思考题】

（1）影响本方法的因素有哪些？

（2）简述本方法的临床应用。

【任务反馈】

直接Coombs试验操作自评表

评价项目	评价标准	分值	得分
物品的准备	物品准备是否充分	5	
标记	标记是否清晰	5	
阴阳对照	是否正确设置阴、阳对照	20	
加样	加样方法是否正确、量是否准确	20	
离心	能否正确使用离心机	20	

续表

评价项目	评价标准	分值	得分
结果判断	是否掌握结果判定方法	20	
职业素质	是否具有耐心和细心、团队协作精神	5	
生物安全意识	操作过程中是否具备生物安全意识	5	
合计		100	

任务二　间接Coombs试验

【实验原理】

本试验是一种检测血清中不完全抗体的方法。即用已知抗原的红细胞测定待检者血清中相应的不完全抗体，或用已知抗血清测定待检红细胞上的相应抗原。将待检血清与具有相应抗原的红细胞反应，若待检血清中含有相应的不完全抗体，红细胞被致敏，再加入抗人球蛋白血清（AGS）就可出现肉眼可见的红细胞凝集（图2-10）。

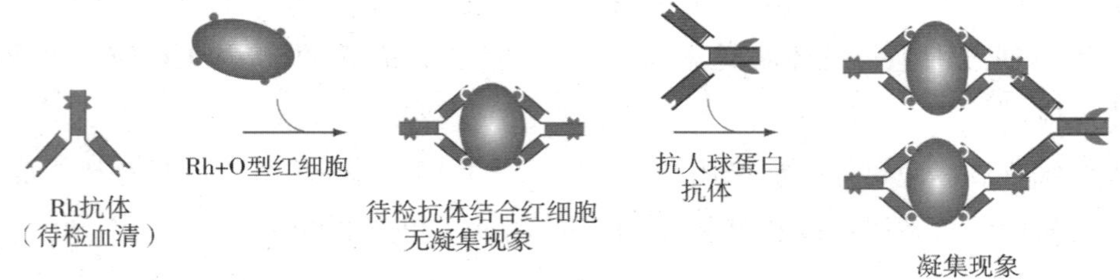

图2-10　间接Coombs试验原理示意图

【实验试剂与器材】

1. **诊断血清**　抗人球蛋白血清（广谱、单价）。
2. **血清标本**　待检抗体或已知抗体的血清。
3. **5%红细胞悬液**　Rh阳性红细胞悬液或待检红细胞悬液。
4. **对照组分**　不完全抗-D血清、AB型血清、5% Rh阳性红细胞悬液。
5. **试剂**　生理盐水。
6. **器材**　37℃水浴箱、试管、毛细吸管、滤纸、离心机等。

【操作方法】

（1）取试管3支，分别标记待检管、阳性对照管及阴性对照管。

（2）按表2–3，将各种反应物加入相应的试管内。

表2–3　间接Coombs试验各反应物加入量

反应物	待检管	阳性对照	阴性对照
血清（待检或已知）	2滴	–	–
5%红细胞悬液（已知或待检）	1滴	–	–
不完全抗D血清	–	2滴	–
AB型血清	–	–	2滴
5% Rh阳性红细胞悬液	–	1滴	1滴

（3）将上述加样后的3支试管充分混匀，置37℃水浴1小时，用生理盐水洗涤3次，末次洗涤后，将上清液除尽，用滤纸将附着于管口的盐水拭去，每管依次加入生理盐水1滴，混匀成红细胞悬液。

（4）分别向各管加入抗人球蛋白血清1滴，混匀，以1000r/min离心1分钟，观察凝集现象。

【结果判断】

（1）待检管出现凝集者为阳性，表明待检者血清中有不完全抗体或待检者红细胞上有相应的抗原，同时具备阳性对照管凝集，阴性对照管不凝集。如阳性或阴性对照出现结果不符，应分析原因。

（2）如待检者血清中有不完全抗体，可将待检者血清以盐水做倍比稀释后，按表2–3方法进行测定。

【注意事项】

（1）在37℃水浴中，抗体吸附于相应红细胞上的程度与致敏的时间有关，如致敏1小时，75%的抗体吸附于红细胞上；如致敏时间2小时，抗体吸附率达95%。如以低离子强度盐水溶液（LISS）代替生理盐水配制5%红细胞悬液，则致敏时间可缩短，大多数抗体经致敏15~30分钟即可。

（2）离心速度和时间十分重要，原则上应以最小的离心力和最短的离心时间能使阳性对照管出现阳性反应为宜。

【思考题】

（1）影响本方法的因素有哪些？

（2）简述本方法的临床应用。

【任务反馈】

间接 Coombs 试验操作自评表

评价项目	评价标准	分值	得分
物品的准备	物品准备是否充分	5	
标记	标记是否清晰	5	
阴阳对照	是否正确设置阴、阳对照	10	
加样	加样方法是否正确、量是否准确	30	
水浴	加样后是否按要求水浴	10	
离心	能否正确使用离心机	10	
结果判断	是否掌握结果判定方法	20	
职业素质	是否具有耐心和细心、团队协作精神	5	
生物安全意识	操作过程中是否具备生物安全意识	5	
合计		100	

任务三　肺炎支原体冷凝集试验

冷凝集素系抗红细胞I抗原的IgM抗体。健康人体内有低效价的冷凝集素，一般不会引起临床症状。但在如支原体肺炎、肝硬化、传染性单核细胞增多症、淋巴瘤等病理情况下，可能有高效价冷凝集素存在。高效价冷凝集素经常造成检验项目的失真，最常见的影响就是血细胞分析结果异常、血型鉴定及交叉配血困难。冷凝集素抗体为自身抗体，针对红细胞表面抗原，在低温条件下使红细胞可逆性聚集。凝集反应在4℃时最强烈，红细胞凝集最明显；但温度升高后抗原-抗体复合物解离，凝块消失（图2-11）。此试验主要用于协助诊断肺炎支原体引起的肺炎。

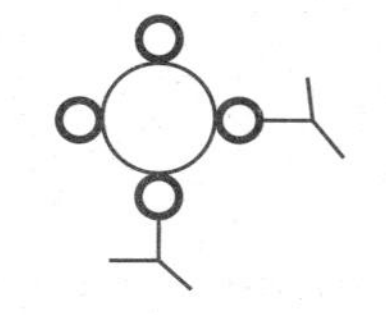

4℃条件下发生凝集

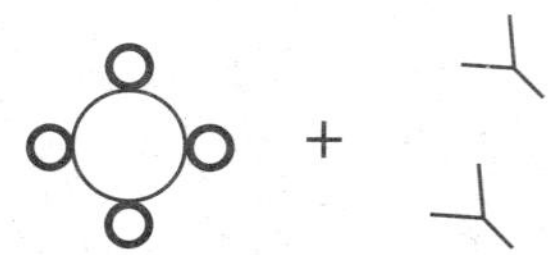

37℃条件下抗原抗体不结合

图2-11　冷凝集试验原理示意图

肺炎支原体感染引起的原发性非典型性肺炎患者的血清中常含有较高的冷凝集素，凝集价达1∶32或更高，具有辅助诊断价值。本试验无特异性，流行性感冒、传染性单核细胞增多症、锥虫病、肝硬化等也可呈阳性反应，但滴度均较低。对冷凝集试验的结果必须结合患者的临床症状进行综合分析。

【实验原理】

检测冷凝集素的方法称为冷凝集试验，是一试管凝集试验。

受肺炎支原体感染的患者，血清中常含有非特异性冷凝集素（其本质是IgM），能在0~4℃与自身红细胞或O型人红细胞发生凝集。将人红细胞与待检血清混合，在0~4℃中观察凝集现象，借以判断冷凝集素的存在。

冷凝集素只能在低温时与抗原结合，可能是4℃时，抗原决定簇暴露，易与抗体结合；而在体温条件下，红细胞的构型阻碍了冷凝集素和抗原决定簇反应。

【实验试剂与器材】

待检血清；患者红细胞悬液或混合的人O型红细胞悬液；生理盐水；小试管、水浴箱、冰箱等。

【操作方法】

（1）抽取患者血液，分离血清，用37℃生理盐水洗涤红细胞3次，制成2%红细胞生理盐水悬液；也可用正常人O型抗凝血，配成2%红细胞悬液。

（2）取小试管10支排列于试管架上，每管加生理盐水0.5ml，并于第1管中加入待检血清0.5ml，混匀后吸出0.5ml，加入第2管中混匀，如此倍比稀释至第9管，弃去0.5ml，最后一管不加血清，作为阴性对照。然后每管加2%红细胞悬液0.5ml，混匀后，置4℃冰箱2小时，取出观察结果。

根据红细胞有无凝集，以“–”~“++++”报告结果。

也可将待检血清与抗原混合，置4℃冰箱内反应，过夜取出记录结果。出现凝集的管在温度升高到37℃后凝集块会消失。

【结果判断】

正常参考范围：血清效价<1∶32。

当待检血清效价>1∶64或先后两次采集的标本有4倍增高者具有诊断价值。

【注意事项】

（1）抽取血液后，应立即放入37℃水浴箱中，标本若不能及时送检，应及时将血清分离出，以免冷凝集素被自身红细胞吸附而造成假阴性结果。

（2）不能使用室温下放置时间较长的标本以及经冰箱存放的标本。这类标本血清或血浆中冷凝素水平会下降，而红细胞上结合的凝集素会增多。

【思考题】

（1）影响本方法的因素有哪些？

（2）简述本方法的临床应用。

【任务反馈】

肺炎支原体冷凝集试验操作自评表

评价项目	评价标准	分值	得分
物品的准备	物品准备是否充分	5	
标记	标记是否清晰	5	
红细胞悬液制备	配制红细胞悬液是否正确	10	
倍比稀释待检血清	加样顺序和方法是否正确、量是否准确	30	
加入红细胞悬液	加样是否正确	10	
置冰箱反应	时间、温度是否合适	10	
结果判断	是否掌握结果判定方法	20	
职业素质	是否具有耐心和细心、团队协作精神	5	
生物安全意识	操作过程中是否具备生物安全意识	5	
合计		100	

任务四　协同凝集试验

协同凝集反应与间接凝集反应的原理类似，但所用载体既不是红细胞，也不是人工合成的聚合物颗粒，而是金黄色葡萄球菌。金黄色葡萄球菌细胞壁成分中的A蛋白（staphylococcal protein A，SPA）具有与IgG的Fc段结合的特性。当IgG的Fc段与SPA结合后，两个Fab段暴露在金黄色葡萄球菌表面，可与特异性抗原结合而使细菌发生凝集现象。含A蛋白的金黄色葡萄球菌在反应中起到载体和“放大器”的作用。

临床上常用于脑脊液、血液、尿液和其他分泌物中病原菌的快速鉴定和分型，也可用于病毒的鉴定、分型及细菌可溶性产物的测定。本试验以沙门菌为例介绍协同凝集试验的原理及操作流程。

【实验原理】

葡萄球菌细胞壁成分中的A蛋白（SPA）能与人及多种哺乳动物（如猪、免、豚鼠等）血清中的IgG类抗体的Fc段结合，成为致敏的载体颗粒。IgG的Fc段与SPA结合后，两个Fab段暴露在葡萄球菌菌体表面，仍保持其正常的抗体活性和特异性，当与特异性抗原相遇时，出现凝集现象（图2-12）。

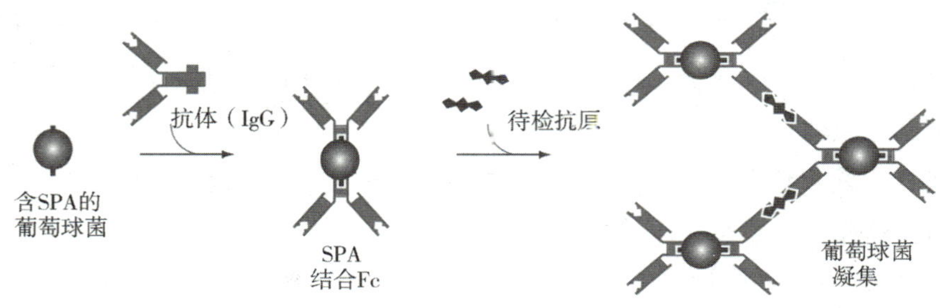

图 2-12 协同凝集试验原理示意图

【实验试剂与器材】

1. 菌株 目前国际上公认的含SPA丰富的菌株为Cowan Ⅰ，菌种编号为ATCC12598或NCTC8530；中国药品生物制品检定所将该菌株编号为26111。由我国筛选确定含SPA丰富的菌株有1800株、25株、799株、HH3株等。

2. 培养物 沙门菌18~24小时琼脂斜面培养物。

3. 菌液 SPA菌液、SPA菌诊断液（制备见免疫血清的制备）。

4. 试剂 无菌生理盐水。

5. 器材 载玻片、滴管、接种环、牙签等。

【操作方法】

1. SPA菌稳定液的制备

（1）取Cowan Ⅰ菌种，接种在肉汤培养基内经37℃培养18~24小时，再转种有营养琼脂的克氏培养瓶中，每瓶3~5ml，摇匀，使菌液布满整个培养基表面，放37℃温箱培养18~20小时。

（2）每瓶以10~20ml无菌生理盐水洗下菌苔，以3000r/min离心15分钟，弃去上清液，再用无菌生理盐水将沉淀悬浮后离心，如此再洗涤2次菌体，然后用含0.5%福尔马林的0.01mol/L pH 7.4磷酸盐缓冲盐水制成10%的菌悬液（*V*/*V*），室温放置3小时或过液。

（3）将上述菌悬液放56℃水浴加热30分钟，迅速冷却，再用磷酸盐缓冲盐水洗离3次，最后用含0.01%~0.05%NaN_3的磷酸盐缓冲盐水制成10%（*V*/*V*）的菌悬液。4℃冰箱保存。

2. SPA菌诊断液的制备 将上述稳定液与已知的抗血清结合。

（1）取10% SPA菌稳定液1ml，离心，弃上清，再用磷酸盐缓冲盐水洗菌体一次，并加缓冲盐水至1ml，悬浮菌体，然后加沙门菌A-F群O多价血清0.1ml（注：血清预先放56℃水浴加热30分钟，进行灭活处理）。SPA菌和血清充分摇匀，放37℃水浴中作用30分钟，此间应不断振摇，以保持菌体呈悬浮状态，以利于菌体与IgG结合。

（2）将与抗体结合后的SPA菌液3000 r/min离心15分钟，弃上清，并用磷酸盐缓冲盐水悬浮菌体洗离2次，以洗去未给合的剩余血清，最终加含0.05%~0.1% NaN_3的缓冲盐水10ml。这种菌悬液即1%标记的SPA菌诊断液。

在制备稳定液、诊断液的过程中，应同时做不含A蛋白的葡萄球菌及含A蛋白葡萄球菌，与正常血清作对照。

3.诊断试验 取诊断试剂1滴和待检菌置于玻片上，用白金环或玻棒混匀，在数分钟内即可观察结果。一旦发生凝集，葡萄球菌即凝集成清晰可见的颗粒。操作程序见表2-4。

表2-4 协同凝集试验操作程序

1	2	3
SPA菌诊断液1滴	SPA菌诊断液1滴	未致敏SPA菌液1滴
沙门菌株1环	生理盐水1滴	沙门菌株1环

（1）将载玻片分成三个格，编号为1、2、3，于第1、2格分别加1滴SPA菌诊断液，第3格加1滴未致敏的SPA菌液。

（2）于第1、3格分别加已接种沙门菌18~24小时琼脂斜面培养物，第2格加1滴生理盐水，分别用牙签混匀，2~3分钟内观察结果。

【结果判断】

（1）第1格内金黄色葡萄球菌凝集成清晰可见的颗粒，液体澄清，为阳性反应结果。

（2）第2、3格为对照，应无凝集。可根据下列标准确定凝集的强弱，以“++”以上凝集判断为阳性。

1）“++++”：很强，液体澄清透明，金黄色葡萄球菌凝集成粗大颗粒。

2）“+++”：强，液体透明，金黄色葡萄球菌凝集成较大颗粒。

3）“++”：中等强度，液体稍透明，金黄色葡萄球菌凝集成小颗粒。

4）“+”：弱，液体稍浑浊，金黄色葡萄球菌凝集成可见颗粒。

5）“-”：不凝集，液体浑浊，无凝集颗粒可见。

【注意事项】

（1）制备好的SPA菌稳定液，于4℃冰箱中至少可保存8个月，并不影响其与抗体结合的性能。

（2）所用洗液及稀释液的pH，是影响反应敏感性的重要因素。试验前要进行优选确定。在沙门菌的检测中，以应用pH 6.0 PBS效果较好。

（3）对被检标本进行煮沸处理，是消除非特异性反应的一种有效方法。

（4）试验前仔细检查所用试剂本身有无自凝现象或出现细小颗粒，以免影响结果观察或导致错误结果。

（5）加沙门菌株培养物时应先加第3格，再加第1格，以免将SPA菌诊断液带入SPA菌液中影响试验结果。

（6）协同凝集试验的特异性取决于致敏免疫血清的特异性，其凝集反应的强度取决于免疫血清效价。故应选择特异性强和效价高的免疫血清制备SPA菌诊断液。

（7）SPA与各种属IgG的亲和力有所不同，与猪IgG结合力最强，依次为狗、兔、人、猴、豚鼠、小鼠和牛；与绵羊和大鼠的IgG结合力较弱，而与牛犊、马、山羊和鸡的IgG不起反应。因此，制备SPA菌诊断液所用的免疫血清种属要选择适宜的动物。

（8）为排除非特异性凝集所造成的假阳性，每次试验应同时设立严格的对照。

【思考题】

（1）简述本方法的优点。

（2）简述本方法的临床应用。

【任务反馈】

协同凝集试验操作自评表

评价项目	评价标准	分值	得分
物品的准备	物品准备是否充分	10	
SPA菌稳定液的制备	SPA菌稳定液制备方法是否正确	20	
SPA菌诊断液的制备	SPA菌诊断液制备方法是否正确	20	
诊断试验	加样顺序和方法是否正确、量是否准确	30	
结果判断	结果判断是否准确	10	
职业素质	是否具有耐心和细心、团队协作精神	5	
生物安全意识	操作过程中是否具备生物安全意识	5	
合计		100	

练习题2

（靖吉芳　董　慧）

模块三　免疫沉淀反应

沉淀反应是指可溶性抗原与相应抗体发生特异性结合，在适当条件下出现沉淀现象。根据沉淀反应使用介质和检测方法不同，可将其分为液相内沉淀试验、凝胶扩散试验和凝胶免疫电泳试验三大基本类型。

项目一 液相内沉淀反应

液相内沉淀反应是指可溶性抗原与相应抗体在含电解质的液体介质中反应，形成肉眼可见的沉淀物。可用环状沉淀试验、絮状沉淀试验、免疫浊度测定来定性和定量检测微量抗原。目前免疫浊度测定分析技术应用较广。

任务一 补体C4的测定——透射比浊法

免疫浊度测定是将液相沉淀反应与现代光学仪器和计算机分析系统相结合的一项分析技术，包括透射免疫浊度测定和散射免疫浊度测定。

补体系统可通过补体经典途径与旁路途径来激活。作为一种急性时相反应蛋白，补体C4在炎性过程中会升高。补体C4的升高可见于系统感染，非感染性慢性炎症（主要为慢性多发性关节炎）和生理状态（怀孕）。其升高值很少超过正常值的2倍，并且能掩盖日常消耗的减少。

补体C4可用的测定方法有许多种，包括散射比浊法、放射免疫扩散法和透射比浊法。本试验以透射免疫浊度测定为例，介绍免疫浊度测定。

【实验原理】

当一定波长的入射光通过抗原-抗体反应混合液时，入射光被抗原抗体免疫复合物反射、吸收而减弱。在一定范围内，入射光被吸收的量（吸光度值）与免疫复合物的量呈正相关；而当抗体量恒定时，免疫复合物的量与相应抗原量成函数关系，根据所测吸光度值即可计算出待检抗原量（图3-1）。

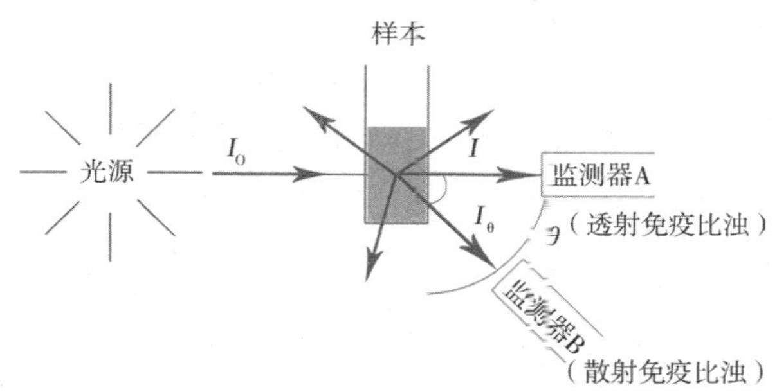

图 3-1　透射比浊和散射比浊示意图

【实验试剂与器材】

检测试剂盒、抗人C4血清、C4含量标准品；待检血清；稀释液包括PEG6000 43.5g、NaF 21.0g、NaCl 9.0g、NaN 31.0g，加蒸馏水溶解后补水至1000ml，3号玻璃滤器过滤，室温保存；酶联免疫检测仪、微量振荡器、96孔聚苯乙烯反应板、微量加液器。

【操作方法】

（1）取聚苯乙烯反应板，每个微孔内加入含最适稀释度（预试选定，如1∶20）的抗人C4血清330μl。

（2）分别加入待检血清5μl，微量振荡器上混匀1分钟，置37℃温箱或水箱30分钟。

（3）取出后用空白孔（含稀释抗血清335μl，不含待检样品）调零，用酶联免疫检测仪测492nm吸光度值。

（4）将标准参考品稀释成不同浓度，同上测定，以C4含量为横坐标，相应吸光度值为纵坐标，制作标准曲线。

【结果判断】

待检样品中C4含量可根据所测吸光度自标准曲线进行换算得出。

【注意事项】

（1）抗人C4血清要求效价高（双向免疫扩散效价1∶32以上）而且特异性强。

（2）标准曲线需与待检样品同时制备，不可一次做成反复应用。

（3）操作中最好设置质控血清孔，建立室内质控，以保证试验的精确度。

【思考题】

影响本方法的因素有哪些？如何克服？

【任务反馈】

补体C4的测定——透射比浊法操作自评表

评价项目	评价标准	分值	得分
物品的准备	物品准备是否充分	5	
加样	加样顺序和加样量是否准确	5	
混匀	是否充分混匀	10	
水浴	是否核验水浴温度	10	
酶标仪的使用	能否正确使用酶标仪	30	
结果判断	是否掌握结果判定方法	20	
实验后物品整理	实验后是否收拾整理物品	10	
职业素质	是否具有耐心和细心、团队协作精神	5	
生物安全意识	操作过程中是否具备生物安全意识	5	
合计		100	

任务二　循环免疫复合物（CIC）的测定——聚乙二醇（PEG）沉淀比浊法

【实验原理】

CIC相对分子质量较大，相互结合的抗原抗体的构象发生改变，易被低浓度PEG自液相析出。低浓度（2%~5%）的PEG能选择性沉淀免疫复合物。在受检血清中加入PEG，使最终浓度为3.5%，可将血清中免疫复合物沉淀下来，需用分光光度计测定沉淀量。PEG还可抑制CIC解离，促进CIC进一步聚合成更大的凝聚物而被沉淀。利用分光光度计、透射比浊法或散射比浊法可测出CIC的存在与含量。本试验用散射比浊法。

【实验试剂与器材】

商品化试剂盒，内含0.1moo/L pH 8.4硼酸盐缓冲液（BB）PEG-NaF稀释液、热聚合人IgG等［热聚合人IgG配制：将人IgG（10mg/ml）置63℃加热20分钟后立即冰浴致冷制成。用时以不含CIC的正常人血清配成不同浓度］；待检血清；配制溶液；加样器材、散射比浊仪。

【操作方法】

按试剂盒说明书操作，以下步骤供参考。

（1）取待测血清0.15ml，加BB 0.3ml（1∶3稀释）。

（2）按表3-1，加入各液（待测血清最终稀释倍数为1∶33，PEG最终浓度为36.4g/L）。

表3-1　PEG沉淀比浊法测定CIC操作步骤

试剂（ml）	测定管	标本管
1∶3稀释血清	0.2	0.2
PEG-NaF稀释液	2.0	-
BB	-	2.0

（3）热聚合人IgG（120μg/ml、60.0μg/ml、30.0μg/ml、15.0μg/ml、7.5μg/ml）按测试管操作。

（4）商品试剂盒可在与试剂配套的散射比浊仪上测定，也可用分光光度计在波长495m处读取吸光度。

【结果判断】

1.结果判断方法

（1）定性试验　待测血清浊度值=（测定管吸光度-对照管吸光度）×100。以大于正常人浊度值均值加2个标准差为CIC阳性。

（2）定量试验　以热聚合人IgG浓度为横坐标，相应的吸光度为纵坐标，制备标准曲线。待测血清中CIC浓度可从标准曲线得出。

2.结果报告　血清CIC正常参考值：4.3±2.0，以≥8.3为CIC阳性；或以不同浓度热聚合人IgG，按以上方法操作制备标准曲线，根据待测血清吸光度值查标准曲线，即可得IC含量（相当于热聚合人IgG的μg/ml）。

【注意事项】

（1）低密度脂蛋白可引起浊度增加，故应空腹取血。

（2）高球蛋白血症及血清标本反复冻融，均易造成假阳性。

【思考题】

（1）请对本方法进行方法学评价。

（2）简述本方法的临床意义。

【任务反馈】

循环免疫复合物（CIC）测定——聚乙二醇（PEG）沉淀比浊法操作自评表

评价项目	评价标准	分值	得分
物品的准备	物品准备是否充分	5	
试剂配制	缓冲液、稀释液、热聚合人IgG配制是否正确	15	
加样	加样顺序、加样量是否准确	20	
测定	能否正确使用比浊仪	20	
结果判断	是否掌握结果判定方法	20	
实验后物品整理	实验后是否收拾整理物品	10	
职业素质	是否具有耐心和细心、团队协作精神	5	
生物安全意识	操作过程中是否具备生物安全意识	5	
合计		100	

项目二　凝胶扩散试验

任务一　单向免疫扩散试验

单向免疫扩散试验分为试管法和平板法两种，本试验以平板法测定IgG为例。

【实验原理】

将一定量抗体混匀于琼脂凝胶内，凝胶孔中加入抗原，抗原向四周扩散并与凝胶中的抗体发生反应，在抗原与抗体比例合适处形成沉淀环。沉淀环直径的大小与孔中抗原的浓度成正比，可从标准曲线上查出待检样品中抗原的含量。

【实验试剂与器材】

待检血清、人免疫球蛋白工作标准（IgG含量10mg/ml）；羊抗人IgG诊断血清（单扩效价1∶60）、15g/L盐水琼脂、生理盐水；载玻片、三角烧瓶、吸管、微量加样器、打孔器、湿盒、温箱等。

【操作方法】

1.琼脂凝胶准备　吸取溶化琼脂59ml，置56℃水浴保温（需15~30分钟）。同时将羊抗人IgG诊断血清1ml在同温度下预温后与59ml融化琼脂充分混合后浇板。

2.制板　用刻度吸管吸取4ml混合后的融化琼脂浇注于载玻片上，置室温冷却凝固。

3.打孔　待琼脂凝固后，用直径3mm的打孔器打孔，使孔间距为10~12mm。

4.加样　将待检血清用生理盐水做1∶40稀释，用微量加样器取稀释血清10μl加入相应的试验孔中。另取人免疫球蛋白工作标准1支加0.5ml蒸馏水溶解，用生理盐水稀释成如下浓度：1∶10、1∶20、1∶40、1∶80、1∶160，分别用微量加样器取10μl加入相应孔中，用于制备标准曲线；做好标记。

5.温育　将加好样的琼脂板放入湿盒内，置37℃温育24小时，观察结果。

【结果判断】

精确测量各试验孔沉淀环的直径，如果沉淀环不太圆，则取最大直径和最小直径的平均值（图3–2）。以各稀释度工作标准的沉淀环直径为算术坐标，相应孔中IgG含量为对数坐标，在半对数纸上绘制标准曲线。从标准曲线上可查得待检血清相应的IgG含量，乘以稀释倍数，即待检血清中IgG的实际含量。

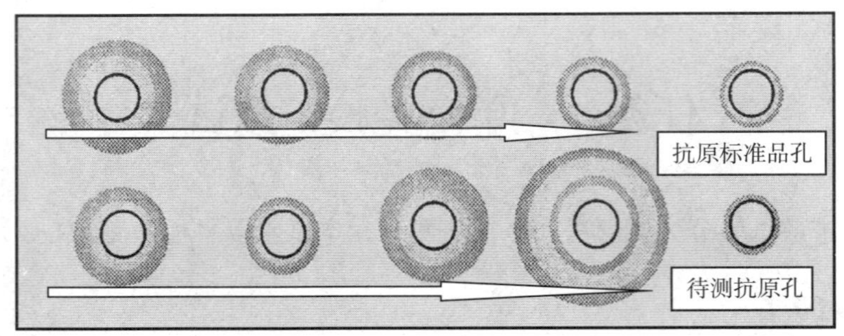

图3–2　单向免疫扩散结果示意图

【注意事项】

（1）浇制琼脂板时，抗血清与琼脂要充分混匀，浇板要均匀、平整、厚薄一致且无气泡，布满整张玻片。

（2）孔要打得圆整光滑，边缘不要破裂，底部不要与载玻片脱离。

（3）抗血清与融化琼脂混合时，融化琼脂的温度要控制在45~56℃，温度过高会使抗体变性，温度过低会使琼脂凝固，造成浇板不均匀、不平整或不能浇板。

（4）每批实验均应同步绘制标准曲线。

【思考题】

（1）影响本方法的因素有哪些?

（2）简述本方法的临床应用。

【任务反馈】

单向免疫扩散试验操作自评表

评价项目	评价标准	分值	得分
物品的准备	物品准备是否充分	5	
琼脂凝胶准备	琼脂内加入诊断血清量和温度的把控是否准确	5	

续表

评价项目	评价标准	分值	得分
制板	制板是否成功	10	
打孔	打孔孔间距是否合格	10	
加样	加样顺序、加样量是否准确	10	
温育	温育时间、温度是否合适	20	
结果计算	标准曲线绘制、结果计算是否准确	30	
职业素质	是否具有耐心和细心、团队协作精神	5	
生物安全意识	操作过程中是否具备生物安全意识	5	
合计		100	

任务二　双向免疫扩散试验

双向免疫扩散试验可分为试管法和平板法两种，平板法是经典的鉴定抗原抗体的基本方法。

【实验原理】

相应的抗原与抗体在琼脂凝胶板的对应孔内各自向四周扩散。当二者相遇时发生特异性反应，在浓度比例合适处出现可见的白色沉淀线。根据沉淀线的位置、形状以及对比关系，可对抗原或抗体进行定性分析。

【实验试剂与器材】

待检血清、阳性对照；羊抗人IgG诊断血清、15g/L盐水琼脂等；载玻片、湿盒、吸管、打孔器、微量加样器、温箱等。

【操作方法】

1. 制板　用5~10ml吸管吸取融化的15g/L盐水琼脂4.5ml，浇注于洁净载玻片上。

2. 打孔　待琼脂凝固后，用直径3mm的打孔器打孔，使孔间距为4mm，常用的孔型有双排孔型、双孔型、三角孔型、梅花孔型（图3–3）。

3. 加样　用微量加样器向中央孔加入羊抗人IgG诊断血清，将待检血清、阳性对照分别加入周围孔。如果做抗体效价测定，则将抗原置中间孔，抗体做不同稀释后置周围孔（图3–4）。

4.温育 将加好样的琼脂板放入湿盒中，37℃温育24~72小时，观察结果。

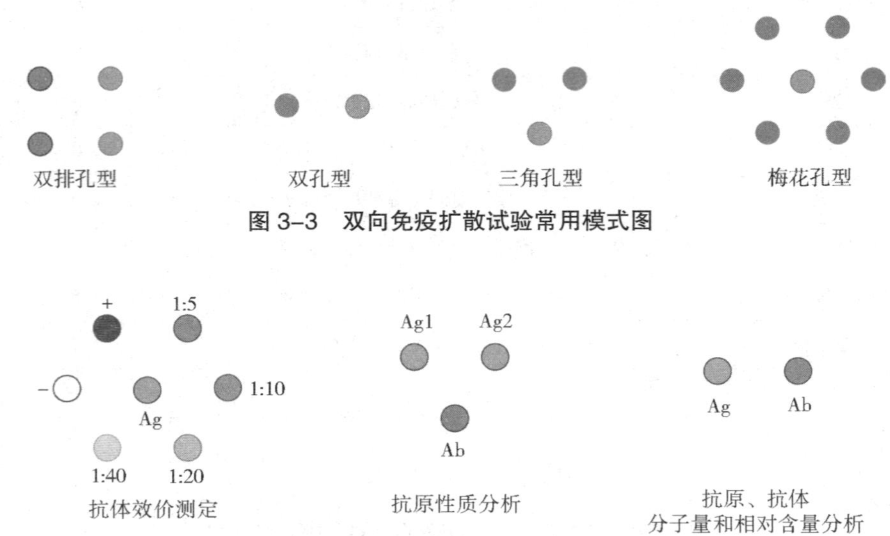

图 3-3 双向免疫扩散试验常用模式图

图 3-4 双向免疫扩散试验加样示意图

【结果判断】

待检血清孔与中心抗血清孔之间出现白色沉淀线，并与阳性血清对照的沉淀线发生吻合或相切现象为阳性。至96小时仍不出现沉淀线，或出现沉淀线与阳性血清对照的沉淀线出现交叉现象，结果均为阴性。对抗体进行定量时，以出现沉淀线的抗体最高稀释孔的稀释度作为抗体的双向免疫扩散效价。

根据沉淀线的位置、形状以及对比关系，可对抗原或抗体进行定性分析（图3-5）。

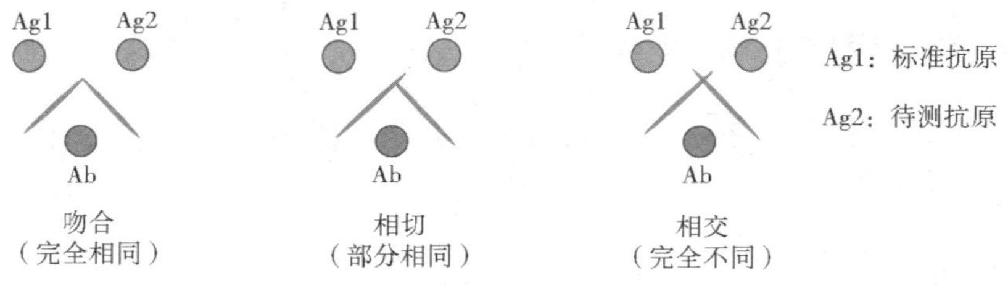

图 3-5 抗原性质分析示意图

【注意事项】

（1）玻片要清洁，边缘无破损。

（2）浇制琼脂板时要均匀、无气泡。

（3）打孔时避免水平移动，否则易使琼脂板脱离载玻片或琼脂裂开，如此可导致加入的样品顺裂缝或琼脂底部散失。

（4）加样时应尽量避免气泡或加至孔外，以保证结果的准确性。

【思考题】

（1）影响本方法的因素有哪些？

（2）简述本方法的临床应用。

（3）简述沉淀线的不同形态及其位置分析。

【任务反馈】

双向免疫扩散试验操作自评表

评价项目	评价标准	分值	得分
物品的准备	物品准备是否充分	5	
制板	制板是否成功	10	
打孔	打孔孔间距是否合格	10	
加样	加样顺序、加样量是否准确	10	
温育	温育时间、温度是否合适	10	
结果观察	能否准确观察结果	15	
结果分析	能否准确分析沉淀线不同形态、位置的意义	30	
职业素质	是否具有耐心和细心、团队协作精神	5	
生物安全意识	操作过程中是否具备生物安全意识	5	
合计		100	

项目三　凝胶免疫电泳试验

免疫电泳技术是电泳分析与沉淀反应的结合产物，由Graber和Willians于1953年将凝胶扩散置于直流电场中进行而创建。该技术有以下优点：①加快了沉淀反应的速度；②电场规定了抗原、抗体的扩散方向，提高了灵敏度；③可将某些蛋白质组分根据其带电荷的不同而将其分开后再与抗体反应，使该技术更为微量化、多样化。免疫电泳技术现已发展为包括免疫电泳、对流免疫电泳、火箭免疫电泳、免疫固定电泳等多项技术的综合技术手段。

任务一　人血清M蛋白成分的测定——免疫电泳技术

【实验原理】

免疫电泳是将双向免疫扩散和区带电泳相结合的一种免疫学分析技术。将蛋白质抗原在琼脂糖凝胶上进行电泳，样品中不同的抗原成分因所带电荷、分子量及构型不同，电泳迁移率各异，而被分离成肉眼不可见的若干区带。停止电泳后，在与电泳方向平行的琼脂槽内加入相应抗体进行双向免疫扩散。分离成区带的各种抗原成分与相应抗体在琼脂中扩散后相遇，在二者比例合适处形成肉眼可见的弧形沉淀线。根据沉淀线的数量、位置和形状，即可对样品中所含成分的种类及其性质进行分析、鉴定。

本试验将骨髓瘤患者血清作为患者血清，与正常人血清成分对比（图3-6）。

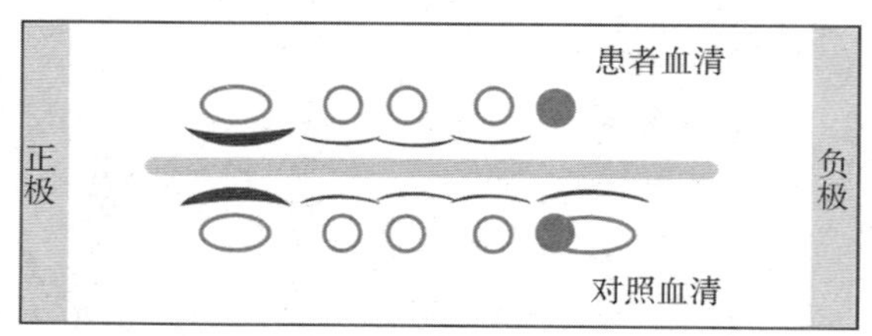

图3-6　免疫电泳原理示意图

【实验试剂与器材】

0.05mol/L pH 8.6巴比妥缓冲液；12g/L琼脂凝胶，用0.05mol/L pH 8.6巴比妥缓冲液

配制，置4℃冰箱保存备用；兔抗人全血清；正常人血清和患者血清；电泳仪、电泳槽、37℃温箱；载玻片、吸管、打孔器、毛细滴管、挖槽刀、湿盒、水平台等。

【操作方法】

1.制备琼脂板　将洁净载玻片置于水平台上，用吸管吸取热融的12g/L琼脂浇板，使琼脂厚度在1.5~1.8mm，待凝固后打孔及开槽。中间槽以2片间隔1.5~2.0mm的刀片划制。挑去孔内琼脂，槽内琼脂暂不挑出。

2.加样　先将样品血清以巴比妥缓冲液做1∶2稀释，再用毛细滴管（或微量加液器）分别加入两个样品孔中，注意不要外溢。为便于观察样品泳动位置，可在正常人血清中加入微量氨基黑染液，使白蛋白着色，观察染成蓝色的白蛋白的电泳速度和位置。

3.电泳　以0.05mol/L pH 8.6巴比妥缓冲液为缓冲液，将加样后的琼脂板置于电泳槽上，样品孔靠近阴极端，用缓冲液浸湿的棉纱布搭桥电泳，一般按稳定端电压80V 1.5小时（白蛋白泳动至槽端1.0cm）即可终止电泳。

4.双扩散　电泳完毕后取出琼脂板，挑出中间槽内的琼脂，用毛细滴管将兔抗人全血清充满槽内，注意勿外溢。将琼脂板放于湿盒内，水平置于37℃温箱进行双向扩散。8小时、24小时各观察记录一次结果，也可染色、干燥后保存结果。

【结果判断】

观察已分离的各血清成分与相应抗血清形成的沉淀弧。根据样品沉淀线的数量、位置和形状，与已知正常人血清形成的沉淀线比较，可对样品中所含成分的种类及其性质进行分析、鉴定（图3–7）。

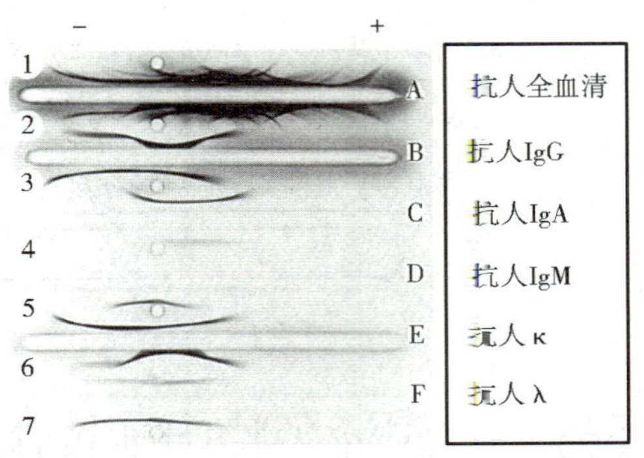

图3–7　免疫电泳结果示意图

【注意事项】

（1）抗原与抗体浓度比例应适当。抗体明显过剩可出现多条同心沉淀弧；抗原明显过剩可使沉淀弧增宽，边缘不清甚至消失；当蛋白质抗原浓度高于20g/L，应用缓冲液稀释后再进行电泳和扩散。

（2）所用抗血清最好用免疫2只或2只以上动物的混合抗血清，增加抗血清的抗体谱。

（3）浇板时要求厚度均匀、无气泡。打孔挖槽时要求外壁整齐，防止琼脂破裂。

（4）扩散过程中需要在不同时间进行结果观察，做好记录或摄影，因抗原明显过剩时，在最初几小时内会出现沉淀弧，扩散时间延长可以消失。

（5）每次电泳后应倒换正、负电极或将两槽缓冲液混合后再使用。

【思考题】

（1）请对本方法进行方法学评价。

（2）简述本方法的临床应用。

【任务反馈】

人血清M蛋白成分的测定——免疫电泳技术操作自评表

评价项目	评价标准	分值	得分
物品的准备	物品准备是否充分	5	
制板	制板是否成功	10	
打孔	打孔孔间距是否合格	10	
加样	加样顺序、加样量是否准确	10	
电泳	电压、电流、时间设置是否合理	15	
双扩	加样、时间是否准确	10	
结果分析	能否准确分析沉淀线不同形态、位置的意义	30	
职业素质	是否具有耐心和细心、团队协作精神	5	
生物安全意识	操作过程中是否具备生物安全意识	5	
合计		100	

任务二　对流免疫电泳技术

微课3

对流免疫电泳是将双向免疫扩散与电泳相结合的定向加速的免疫扩散技术。蛋白质抗原、抗体在电场中做定向快速的双向免疫扩散，从而加速沉淀线的形成。本试验以测定人血清AFP为例。

【实验原理】

在偏碱性的缓冲液环境和适当的直流电场中，大部分抗原带负电荷，向阳极移动；而抗体大部分是IgG，其等电点与环境中的pH接近，故极性基团解离很少；另外，由于其分子量大，加上电渗作用使其缓慢向阴极移动，在一定时间内（30~90分钟），抗原与抗体在两孔之间形成沉淀线（图3-8）。

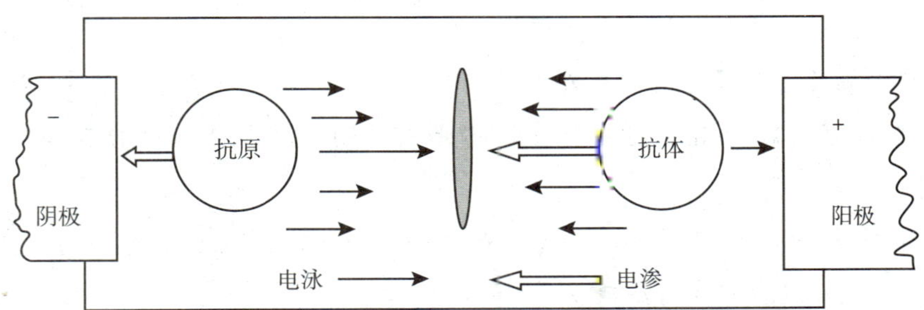

图3-8　对流免疫电泳原理示意图

【实验试剂与器材】

待检血清、阳性对照血清；AFP诊断血清、0.05mol/L pH 8.6巴比妥缓冲液、15g/L琼脂巴比妥溶液；电泳槽、电泳仪、载玻片、打孔器、微量加样器、湿盒。

【操作方法】

1.制板　用5~10ml吸管吸取融化的15g/L琼脂巴比妥溶液4ml，浇注于洁净载玻片上。

2.打孔　待琼脂凝固后，用直径3mm的打孔器成对打孔，孔距为10mm。

3.加样　在阴极侧孔加入抗原，即待检血清；阳极侧孔加入抗体，即AFP诊断血清。每孔加样约10μl。

4.电泳　将琼脂板置于电泳槽中，槽两侧搭上纱布作盐桥（5cm×6.5cm）。每端约贴上1cm，其余浸入缓冲液中。设置好电压电流，接通电源，控制电流强度在3~4mA/cm板宽，电泳30~90分钟。

【结果判断】

待检孔与抗血清之间出现沉淀线为阳性，否则为阴性。

【结果分析】

（1）抗原或抗体相对含量的估计　沉淀线的形成是根据抗原抗体两者比例所致，沉淀线如果靠近抗原孔，则表示抗体含量较大。

（2）抗原或抗体相对分子量的分析　抗原或抗体在琼脂内自由扩散，其速度受分子量的影响。分子小者扩散快，反之则较慢。由于慢者扩散圈小，局部浓度则较大，形成的沉淀线弯向分子量大的一侧。

【注意事项】

（1）浇制琼脂板要均匀、饱满、无气泡。

（2）加样时要小心，不要溢出孔外和产生气泡。

（3）搭桥时应注意与凝胶接触紧密，否则会使电流不均匀，致使沉淀线歪斜、不均匀。

（4）电泳完毕，应先断开电源，再取出电泳板，以防积蓄电压触电。

（5）兔抗人IgG血清加样前要做预试验确定稀释倍数。

【思考题】

（1）简述本方法的原理。

（2）简述本方法的临床应用。

【任务反馈】

对流免疫电泳技术操作自评表

评价项目	评价标准	分值	得分
物品的准备	物品准备是否充分	5	
制板	制板是否成功	10	
打孔	打孔孔间距是否合格	10	
加样	加样顺序、加样量是否准确	10	
电泳	电压、电流、时间设置是否合理	15	
结果观察	能否准确观察结果	10	
结果分析	能否准确分析沉淀线不同形态、位置的意义	30	
职业素质	是否具有耐心和细心、团队协作精神	5	
生物安全意识	操作过程中是否具备生物安全意识	5	
合计		100	

练习题3

（靖吉芳　董　慧）

模块四　酶免疫技术

酶免疫技术是以酶标记的抗体（或抗原）作为主要试剂，将抗原–抗体反应的特异性和酶高效催化反应的专一性相结合的一种免疫检测技术。酶免疫技术有酶免疫测定和酶免疫组化技术两种类型。酶免疫技术一般又分为均相和异相两大类，均相代表性技术有酶增强免疫测定技术和克隆酶供体免疫分析。

项目一　酶联免疫吸附试验

酶联免疫吸附试验（ELISA）是酶免疫测定技术中应用最广的技术，其方法类型有双抗体夹心法、间接法、竞争法和捕获法等。

乙型肝炎病毒（hepatitis B virus，HBV）是乙型肝炎的病原体。HBV是一种嗜肝DNA病毒，以血源性传播为主，引起急性肝炎、慢性肝炎，并与肝硬化及肝癌相关。HBV呈全球性流行，我国属高流行地区。HBV抗原、抗体的血清学标志与临床关系密切，通过检查患者外周血血清中HBV相关的HBsAg、HBsAb、HBeAg、HBeAb、HBcAb五个项目（俗称乙肝两对半），可了解患者的乙肝感染情况或者人群乙肝疫苗免疫效果，为乙肝防控提供重要参考依据。

现以乙肝两对半的检测为例，介绍ELISA的不同技术类型。

任务一　HBsAg的检测——双抗体夹心法

【实验原理】

将纯化的乙型肝炎表面抗体（HBsAb）预包被到固相反应板上，加入待检标本，再加入酶标记的抗体（HBsAb–HRP）。若标本中存在HBsAg时，该HBsAg与包被HBsAb结合并与HBsAb–HRP结合则形成抗体–抗原–酶标抗体复合物。加入酶的作用底物（TMB），在酶的催化作用下，产生颜色反应。产物颜色的深浅与待检抗原量呈正相关，反之则无显色反应。

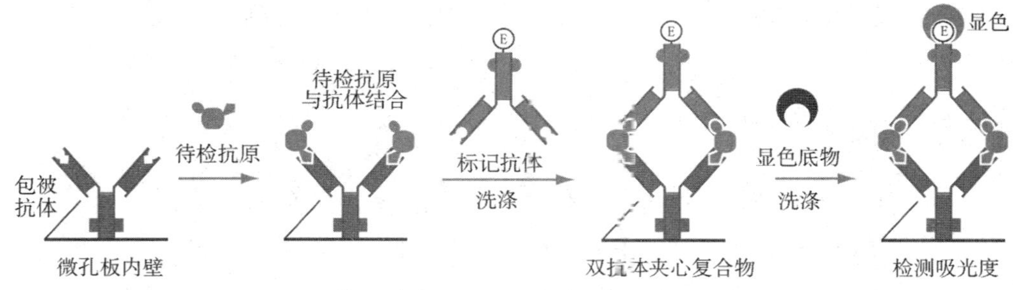

图4-1　双抗体夹心法原理示意图

【实验试剂与器材】

商品化HBsAg诊断试剂盒，组成：微孔反应板、HBsAb-HRP结合物、阳性对照、阴性对照、浓缩洗涤液、显色剂A、显色剂B、终止液等；待检血清；微量移液器、酶联免疫检测仪、吸水纸、试管架等。

【操作方法】

实验前准备：从冷藏环境中取出试剂盒，在室温下平衡30分钟，同时将浓缩洗涤液做1∶20稀释。

（1）从试剂盒中取出包被好的聚乙烯微孔反应板，取若干反应杯，设2个阴性对照孔、2个阳性对照孔、1个空白孔，标记好。

（2）分别加入阴性对照血清、阳性对照血清、待测血清各50μl于相应孔中。

（3）各孔中分别加入HBsAb-HRP结合物50μl，振荡混匀，置37℃温育30分钟，室温平衡5分钟。

（4）洗涤5次，洗涤后拍干（每次应保持30~60秒的浸泡时间）。

（5）每孔加底物A、B各50μl，混匀，避光置37℃ 10分钟。

（6）每孔加终止液50μl，混匀。

（7）用酶联免疫检测仪单波长450nm或双波长450nm/630nm测定各孔A值（用单波长测定时需设空白对照孔）30分钟内完成测定，并记录结果。

【结果判断】

1.肉眼定性　上述操作至步骤（5）结束，即可肉眼观察、判断结果。待测标本孔颜色如和阳性对照孔相同，则待测标本为阳性，反之为阴性。

2.酶标仪定量

（1）临界值（CO值）的计算　临界值＝阴性对照孔A均值$N\times 2.1$，阴性对照A均值大于0.1时应重新做试验，小于0.05时以0.05计算。

（2）阴、阳性判读样品　A值S/CO≥1者为HBsAg阳性，样品A值S/CO<1者为HBsAg阴性。

【注意事项】

（1）样品和试剂从冰箱取出后，应在室温下（18~25℃）平衡1小时。

（2）试剂使用前应摇匀，并弃去1~2滴后垂直滴加。

（3）血清需离心至澄清，应避免溶血，溶血的标本易使HBsAg产生假阳性结果。

（4）建议采用微量移液器加所有组分，在操作过程中应将液体及标本加在孔底，不外溅，不产生气泡，以免影响结果的准确性。

（5）加样头均一次性使用，禁止在未充分洗净或消毒不完全时使用，以免交叉污染。

（6）反应板应加盖以免蒸发；孵育应均匀，避免出现边缘效应。

（7）洗涤前应先弃去反应孔中的液体。

【思考题】

（1）如何避免本方法易出现的假阴性或假阳性结果？

（2）简述本方法的临床应用。

【任务反馈】

HBsAg 的检测——双抗体夹心法操作自评表

评价项目	评价标准	分值	得分
物品的准备	物品准备是否充分	5	
标记	标记是否正确	5	
加样	加样量、加样顺序是否正确	20	
第一次温育	温育时间、温度设置是否合理	5	
洗板	洗板方法是否正确	10	
加显色剂	滴加显色剂是否正确	5	
第二次温育	温育时间、温度设置是否合理	5	
结果观察	能否正确判断定性结果	10	
加终止液、上机	能否正确使用酶标仪	15	
结果计算	是否正确计算COV、判断结果	10	
职业素质	是否具有耐心和细心、团队协作精神	5	
生物安全意识	操作过程中是否具备生物安全意识	5	
合计		100	

任务二　HBsAb的检测——双抗原夹心法

【实验原理】

本试验采用ELISA双抗原夹心法检测人血清或血浆中的乙肝表面抗体（抗-HBs），采用乙型肝炎表面抗原（HBsAg）包被反应板，加入待测标本，同时加入HBsAg-HRP，进行孵育，当标本中存在乙肝表面抗体（抗-HBs）时，该抗体与包被乙肝表面抗原结合并与酶结合物形成HBsAg-抗HBs-HBsAg-HRP复合物，洗去游离反应物，加入显色剂后，将有明显颜色变化；当标本中没有乙肝表面抗体（抗-HBs）时，加入底物后没有或只有很轻微的颜色变化（图4-2）。

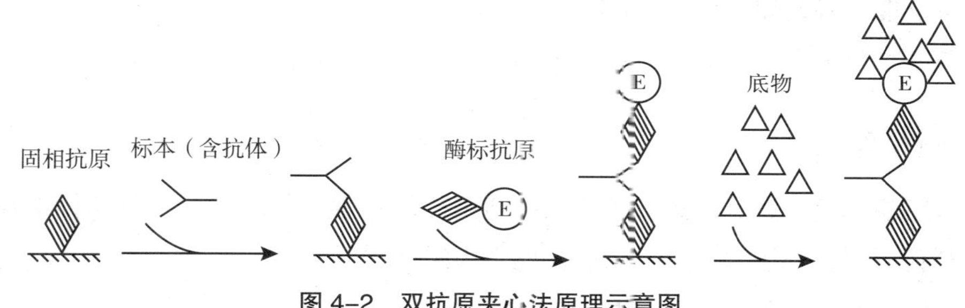

图4-2　双抗原夹心法原理示意图

【实验试剂与器材】

1.商品化HBsAb诊断试剂盒　组成：微孔反应板、HBsAg-HRP结合物、阳性对照、阴性对照、浓缩洗涤液、显色剂A、显色剂B、终止液等。

2.待检血清　样本采集不需要特殊准备，不需要受检者禁食，按照正常的采血技术收集血液，全血样品最好先放置37℃处理2小时，再将血样品充分离心，3000r/min离心6分钟以上，使血清（浆）不含或极少含血细胞。如果为抗凝血样品，应将血样品充分离心后，最好再放置室温2小时以上。样本可使用血清或血浆，柠檬酸、肝素或EDTA等抗凝剂不会影响结果。

3.其他　新鲜的蒸馏水或去离子水、微量移液器、酶联免疫检测仪、吸水纸、试管架、37℃恒温箱、计时器、洗板机或洗瓶、干净的吸水纸、振荡器等。

【操作方法】

1.实验准备　从冷藏环境中取出试剂盒，在室温下平衡30分钟，同时将浓缩洗涤液做

1∶20稀释。

2.加待测标本 加入待测标本每孔0.05ml，并设阳性对照2孔，阴性对照2孔，均0.05ml，空白对照1孔。

3.加酶结合物 每孔0.05ml，空白对照孔不加，充分混匀，贴上胶纸，置37℃孵育30分钟。

4.洗板

（1）手工洗板 弃去反应板条孔内液体，在吸水纸上拍干；用洗涤液注满每孔，静置5~10秒，弃去孔内洗涤液，拍干，如此反复5次。

（2）洗板机洗板 选择洗涤5次的程序洗板，洗液应注满每孔，并确保每次吸净无残留，最后在吸水纸上拍干。

5.显色反应 先加显色剂A，每孔0.05ml；再加显色剂B，每孔0.05ml；充分混匀，放置37℃避光孵育15分钟。

6.终止反应 每孔加入终止液0.05ml，混匀。

7.读取各孔OD值 读数必须在终止反应后10分钟内完成。

【结果判断】

1.肉眼定性 上述操作至步骤5结束，即可肉眼观察、判断结果。待测标本孔颜色如和阳性对照孔相同，则待测标本为阳性，反之为阴性。

2.酶标仪阳性判断值 cut off值的计算如下。

$$\text{COV}=\text{阴性对照平均OD值}\times 2.1$$

标本OD值≥COV为阳性，标本OD值<COV为阴性。阴性对照OD值小于0.05按0.05计算，高于0.05按实际OD值计算。

【注意事项】

（1）从2~8℃条件下取出的样本应置室温平衡30分钟再进行检测。

（2）样本中含用NaN_3会影响结果，高度溶血的样本、没完全收缩的血清样本或有微生物污染的样本可能会引起错误的结果。

（3）新鲜的样本在2~8℃无菌条件下可保存1周，新鲜样本可长期贮存在–20℃或以下，避免反复冻融。

（4）必须确保样品加样量的准确，如果加样不准确，可能会导致错误的结果。

（5）使用微量移液器手工加样时，每次应该更换吸头吸取样本。

（6）用滴瓶滴加时，应将瓶中液体摇匀，并弃去1~2滴后垂直匀速地滴加。要避免将组分中的液体触到或溅到微孔边缘上，特别是酶结合物。

（7）在操作过程中应尽量避免反应微孔中产生气泡。

（8）浓缩洗涤液系高浓度磷酸盐，可能会形成结晶，如未完全溶解，会影响结果，同时可能会堵住自动加样器或洗板机管道。若出现结晶，请放置37℃充分溶解，然后稀释混匀使用。

（9）封板胶纸不能重复使用。

（10）用水浴锅反应时，请将反应板浸放于水中1/3，底部以网格支撑物支撑，水温控制在37℃。

（11）洗板

1）以洗板机洗板时，洗板机的加液量至关重要，应既避免洗液过量溢出，又能充满反应微孔中，洗板次数不应少于5次，并经常注意检查加液头是否堵塞。

2）手工洗板时，请勿使用带纸屑的吸水材料拍板，以防外源性过氧化物酶类似物或氧化还原物质与显色剂发生反应，影响检测结果的准确性。

3）洗板时所用的吸水纸请勿反复使用。

4）洗板机最好在每次使用前后，用蒸馏水或去离子水冲洗干净，以防止管路堵塞或腐蚀。

（12）如有任何试剂接触皮肤和眼睛，必须用大量清水对该部位进行扩大清洗和消毒；终止液为硫酸，具有腐蚀性。

（13）试剂盒内有关组分及临床样本均应视为有潜在传染性，请按相关的实验室工作规范来执行和处理。

【思考题】

（1）如何避免本方法易出现的假阴性或假阳性结果？

（2）简述本方法的临床应用。

【任务反馈】

HBsAb 的检测——双抗原夹心法操作自评表

评价项目	评价标准	分值	得分
物品的准备	物品准备是否充分	5	
标记	标记是否正确	5	
加样	加样量、加样顺序是否正确	20	
第一次温育	温育时间、温度设置是否合理	5	
洗板	洗板方法是否正确	10	
加显色剂	滴加显色剂是否正确	5	

续表

评价项目	评价标准	分值	得分
第二次温育	温育时间、温度设置是否合理	5	
结果观察	能否正确判断定性结果	10	
加终止液、上机	能否正确使用酶标仪	15	
结果计算	是否正确计算COV、判断结果	10	
职业素质	是否具有耐心和细心、团队协作精神	5	
生物安全意识	操作过程中是否具备生物安全意识	5	
合计		100	

任务三　HBeAg的检测——双抗体夹心法

【实验原理】

本实验原理同HBsAg的检测，采用双抗体夹心酶联免疫法检测人血清或血浆中HBeAg。商品化的试剂盒以高度特异性和亲和力的抗-HBe单克隆抗体包被可拆分微孔板条。加样孵育后，包被抗体与待测样本中的特异性乙型肝炎e抗原（HBeAg）及辣根过氧化物酶标记的抗-HBe抗体形成抗体-抗原-酶标抗体复合物。最后加底物显色，如有颜色显示，表示血清标本中有特异性HBeAg存在，是阳性反应，反之为阴性反应。

【实验试剂与器材】

试剂盒组成成分见表4-1和表4-2。

表4-1　试剂盒主要组成成分

组成	成分	96T		48T	
		规格	数量	规格	数量
测HBeAg包被板	包被有抗-HBe单克隆抗体（源于小鼠）的包被板，抗体初始浓度不低于1mg/ml，效价不低于1∶1000稀释	96孔	1块	48孔	1块
HBeAg阳性对照	人血清，添加防腐剂	0.5ml	1瓶	0.5ml	1瓶
HBeAg阴性对照	人血清，添加防腐剂	0.5ml	1瓶	0.5ml	1瓶
测HBeAg酶工作液	辣根酶标记的抗-HBe单克隆抗体（鼠源），效价不低于1∶1000稀释，添加防腐剂	6ml	1瓶	4ml	1瓶
20倍浓缩洗涤液	PBST，添加防腐剂	30ml	1瓶	20ml	1瓶
底物液A	过氧化脲溶液	8ml	1瓶	4ml	1瓶

续表

组成	成分	96T		48T	
		规格	数量	规格	数量
底物液B	TMB溶液，避光储存	8ml	1瓶	4ml	1瓶
终止液	2M H_2SO_4	8ml	1瓶	4ml	1瓶

注意：不同批号试剂请勿混用。

表 4-2　试剂盒其他组成成分

试剂盒其他组分	96T	48T
1.封口胶	2张	2张
2.塑料袋	1个	1个
3.内垫	1个	1个

【操作方法】

1.加样温育　设HBeAg阴性对照2孔，每孔加入HBeAg阴性对照液50μl；设阳性对照2孔，每孔加入HBeAg阳性对照液50μl，每次试验设空白1孔，不加样品及测HBeAg酶工作液。在其余孔中加入待测样品，每孔50μl，然后每孔（空白孔除外）加入测HBeAg酶工作液50μl。充分混匀后，贴上封口胶，置37℃温育60分钟。

2.洗板

（1）手工洗板　每孔加入300μl洗液，静置5~10秒后弃尽，重复冲洗6次后、拍干。

（2）洗板机板　每孔加入300~350μl洗液，每次洗涤间隔5~10秒，重复冲洗6次后、拍干。

3.显色反应　每孔加底物液A、B各50μl，轻拍混匀，置37℃避光显色10分钟。

4.终止反应　显色完毕后，每孔加终止液50μl，轻拍混匀。

5.读取结果　终止反应后，立即置酶标仪450nm波长（以空白孔调零）或双波长450nm/620nm（630nm）下测定OD值。

【结果判断】

1.肉眼定性　上述操作至步骤3结束，即可肉眼观察、判断结果。待测标本孔颜色如和阳性对照孔相同，则待测标本为阳性，反之为阴性。

2.酶标仪阳性判断值　cut off值的计算如下。

$$COV=阴性对照平均OD值 \times 2.1$$

标本OD值≥COV为阳性，标本OD值<COV为阴性。阴性对照OD均值小于0.05按

0.05计算，大于0.05按实际OD值计算。

3.质量控制 每次试验应同时满足HBeAg阳性对照OD值>1.0，HBeAg阴性对照OD值<0.1，否则试验结果视为无效。

【注意事项】

（1）试剂盒的HBeAg阴、阳性对照来源于人体，虽已经过灭活，且经ELISA法检测其TP抗体、HCV抗体和HIV抗体均为阴性，但不能保证其不具有潜在病毒等微生物的传染性；也没有任何已知的试验方法可以完全证明人的血液样本不会导致感染。因此HBeAg阴、阳性对照及检测用样本应严格按照生物安全有关规定操作，遵循实验室操作的常规规定。

（2）所有试剂从冷藏环境中取出时，均应平衡至室温（18~25℃）后再使用；使用前试剂应摇匀。

（3）每次加样均应使用微量加样器。

（4）洗涤时各孔应加足够的洗涤液。

（5）封口胶应一次性使用。

（6）不同批号的试剂不可混用。

（7）待测样本勿用NaN_3防腐处理。

（8）所有样本及试剂应避免直接接触皮肤和眼睛，切勿吞咽；一旦发生这种情况，立即用大量水冲洗并到医院就诊。

（9）所有样品、洗涤液和各种废弃物均应按污染物处理。

【思考题】

（1）如何避免本方法易出现的假阴性或假阳性结果？

（2）简述本方法的临床应用。

【任务反馈】

HBeAg的检测——双抗体夹心法操作自评表

评价项目	评价标准	分值	得分
物品的准备	物品准备是否充分	5	
标记	标记是否正确	5	
加样	加样量、加样顺序是否正确	20	
第一次温育	温育时间、温度设置是否合理	5	
洗板	洗板方法是否正确	10	
加显色剂	滴加显色剂是否正确	5	

续表

评价项目	评价标准	分值	得分
第二次温育	温育时间、温度设置是否合理	5	
结果观察	能否正确判断定性结果	10	
加终止液、上机	能否正确使用酶标仪	15	
结果计算	是否正确计算COV、判断结果	10	
职业素质	是否具有耐心和细心、团队协作精神	5	
生物安全意识	操作过程中是否具备生物安全意识	5	
合计		100	

任务四 HBeAb的检测——中和竞争法

【实验原理】

中和竞争酶联免疫法是用高度特异性和亲和力的抗-HBe单克隆抗体包被可拆分的酶标板条。加样后，加入中和e抗原工作液（基因工程重组HBeAg）和辣根过氧化物酶标记的抗-HBe抗体，血清中的抗-HBe和酶标抗-HBe竞争与中和e抗原结合。最后加底物显色，如有颜色显示，表示血清标本中没有特异性乙型肝炎e抗体（HBeAb）存在，视为阴性反应；反之为阳性反应（图4-3）。

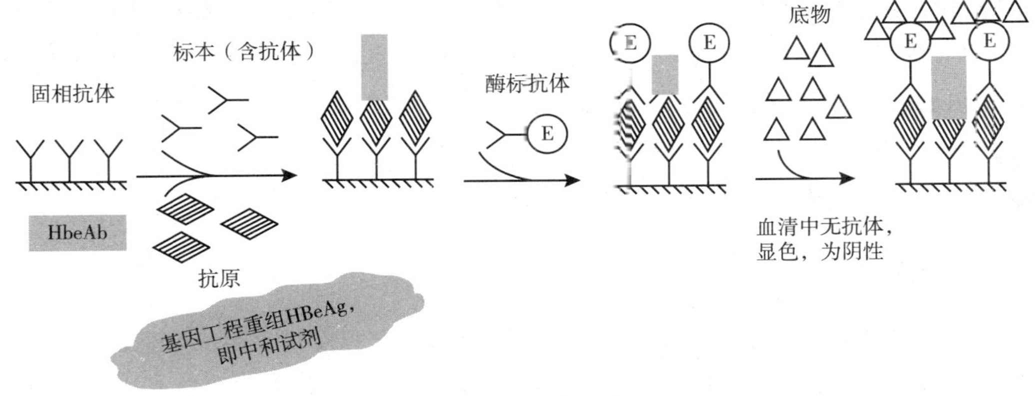

图4-3 中和竞争法原理示意图

【实验试剂与器材】

商品化HBeAb诊断试剂盒，组成：微孔反应板、HBeAb-HRP结合物、阳性对照、阴性对照、洗涤液、显色剂A、显色剂B、终止液；待检血清；微量移液器、酶联免疫检测仪、吸水纸、试管架等。

【操作方法】

（1）从试剂盒中取出包被好的聚乙烯微孔反应板，取若干反应杯，设2个阴性对照孔、2个阳性对照孔、1个空白孔，标记好。

（2）分别加入阴性对照血清、阳性对照血清、待测血清各50μl于相应孔中。

（3）各孔中分别加入HBeAb-HRP结合物50μl、中和试剂1滴（50μl），振荡混匀，置37℃温育30分钟，室温平衡5分钟。

（4）洗涤5次，洗涤后拍干（每次应保持30~60秒的浸泡时间）。

（5）每孔加底物A、B各50μl，混匀，避光置37℃ 10分钟。

（6）每孔加终止液50μl，混匀。

（7）用酶联免疫检测仪单波长450nm或双波长450nm/630nm测定各孔A值（用单波长测定时需设空白对照孔）30分钟内完成测定，并记录结果。

【结果判断】

1.肉眼定性　上述操作至步骤（5）结束，即可肉眼观察、判断结果。待测标本孔颜色如和阳性对照孔相同，则待测标本为阳性，反之为阴性。

2.酶标仪定量　cut off值的计算如下。

cut off值=（HBeAb阳性对照OD均值+HBeAb阴性对照OD均值）/2

HBeAb阴性对照OD均值大于1.2时按1.2计算，若小于1.2按实际OD值计算。

待检标本OD值≥cut off值判为阴性，样本OD值<cut off值判为阳性；样本OD值在cut off值附近的，建议双孔复检以排除假阳性。

3.质量控制　每次试验应同时满足HBeAb阳性对照OD值< 0.1，HBeAb阴性对照OD值>0.8，否则试验结果视为无效。

【注意事项】

（1）试剂盒内的HBeAb阴、阳性对照来源于人体，虽已经过灭活，且经ELISA法检测其TP抗体、HCV抗体和HIV抗体均为阴性，但不能保证其不具有潜在病毒等微生物的传染性；也没有任何已知的试验方法可以完全证明人的血液样本不会导致感染。因此HBeAb阴、阳性对照及检测用样本应严格按照生物安全有关规定操作，遵循实验室操作的常规规定。

（2）所有试剂从冷藏环境中取出时，均应平衡至室温（18~25℃）后再使用；使用前试剂应摇匀。

（3）每次加样均应使用微量加样器。

（4）洗涤时各孔应加足够的洗涤液。

（5）封口胶应一次性使用。

（6）不同批号的试剂不可混用。

（7）待测样本勿用NaN_3防腐处理。

（8）所有样本及试剂应避免直接接触皮肤和眼睛，切勿吞咽；一旦发生这种情况，立即用大量水冲洗并到医院就诊。

（9）所有样品、洗涤液和各种废弃物均应按污染物处理。

【思考题】

（1）操作过程中如果忘记加入中和试剂会出现怎样的结果？

（2）如何减少本方法假阴性或假阳性结果的出现？

【任务反馈】

HBeAb 的检测——中和竞争法操作自评表

评价项目	评价标准	分值	得分
物品的准备	物品准备是否充分	5	
标记	标记是否正确	5	
加样	加样量、加样顺序是否正确	20	
第一次温育	温育时间、温度设置是否合理	5	
洗板	洗板方法是否正确	10	
加显色剂	滴加显色剂是否正确	5	
第二次温育	温育时间、温度设置是否合理	5	
结果观察	能否正确判断定性结果	10	
加终止液、上机	能否正确使用酶标仪	15	
结果计算	是否正确计算COV、判断结果	10	
职业素质	是否具有耐心和细心、团队协作精神	5	
生物安全意识	操作过程中是否具备生物安全意识	5	
合计		100	

任务五　HBcAb的检测——竞争法

【实验原理】

竞争酶联免疫法以高度特异性和亲和力的纯化乙型肝炎核心抗原（HBcAg）包被可拆分酶标板条。加样后，血清中的核心抗体和酶标抗体竞争与包被抗原相结合。最后加底物显色，如有颜色显示，表示血清标本中没有特异性乙型肝炎病毒核心抗体（抗-HBc）存在、视为阴性反应；反之为阳性反应（图4-4）。

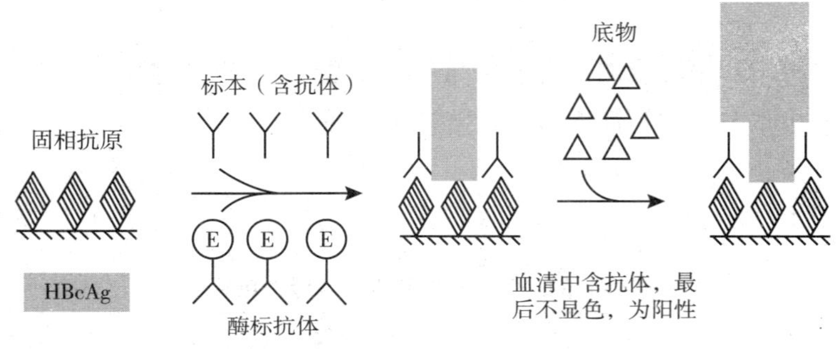

图4-4　竞争法测HBcAb原理示意图

【实验试剂与器材】

商品化HBcAb诊断试剂盒，组成：微孔反应板、HBcAb-HRP结合物、阳性对照、阴性对照、洗涤液、显色剂A、显色剂B、终止液；待检血清；微量移液器、酶联免疫检测仪、吸水纸、试管架等。

【操作方法】

（1）从试剂盒中取出包被好的聚乙烯微孔反应板，取若干反应杯，设2个阴性对照孔、2个阳性对照孔、1个空白孔，标记好。

（2）根据说明书要求，待测血清用生理盐水做1∶30稀释。

（3）分别加入阴性对照血清、阳性对照血清、1∶30稀释待测血清各50μl于相应孔中。

（4）各孔中分别加入HBcAb-HRP结合物50μl，振荡混匀，置37℃温育30分钟，室温平衡5分钟。

（5）洗涤5次，洗涤后拍干（每次应保持30~60秒的浸泡时间）。

1）手工洗板：每孔加入300μl洗液，静置5~10秒后弃尽，重复冲洗6次后、拍干。

2）洗板机洗板：每孔加入300~350μl洗液，每次洗涤间隔5~10秒，重复冲洗6次后、拍干。

（6）每孔加底物A、B各50μl，混匀，避光置37℃ 10分钟。

（7）每孔加终止液50μl，混匀。

（8）用酶联免疫检测仪单波长450nm或双波长450nm/630nm测定各孔A值（用单波长测定时需设空白对照孔），30分钟内完成测定，并记录结果。

如肉眼定性判断结果，操作至步骤（6）结束即可。

【结果判断】

1.结果计算与分析　临界值（cut off值）计算如下。

cut off值=（HBcAb阳性对照OD均值+HBcAb阴性对照OD均值）/2

HBcAb阴性对照OD均值大于1.2时按1.2计算，小于1.2按实际OD值计算。

2.结果判定　待检标本OD值≥cut off值判为阴性，样本OD值<cut off值判为阳性；样本OD值在cut off值附近的，建议双孔复检以排除假阳性。

【注意事项】

（1）试剂盒内的HBcAb阴、阳性对照来源于人体，虽已经过灭活且经ELISA法检测其TP抗体、HCV抗体和HIV抗体均为阴性，但不能保证其不具有潜在病毒等微生物的传染性；也没有任何已知的试验方法可以完全证明人的血液样本不会导致感染。因此HBcAb阴、阳性对照及检测用样本应严格按照生物安全有关规定操作，遵循实验室操作的常规规定。

（2）所有试剂从冷藏环境中取出时，均应平衡至室温（18~25℃）后再使用；使用前试剂应摇匀。

（3）每次加样均应使用微量加样器。

（4）洗涤时各孔应加足够的洗涤液。

（5）封口胶应一次性使用。

（6）不同批号的试剂不可混用。

（7）待测样本勿用NaN_3，防腐处理。

（8）所有样本及试剂应避免直接接触皮肤和眼睛，切勿吞咽；一旦发生这种情况，立即用大量水冲洗并到医院就诊。

（9）所有样品、洗涤液和各种废弃物均应按污染物处理。

【思考题】

（1）简述本方法的原理。

（2）如何减少本方法假阴性或假阳性结果的出现？

【任务反馈】

HBcAb 的检测——竞争法操作自评表

评价项目	评价标准	分值	得分
物品的准备	物品准备是否充分	5	
标记	标记是否正确	5	
稀释血清	是否正确将血清1∶30稀释	5	
加样	加样量、加样顺序是否正确	15	
第一次温育	温育时间、温度设置是否合理	5	
洗板	洗板方法是否正确	10	
加显色剂	滴加显色剂是否正确	5	
第二次温育	温育时间、温度设置是否合理	5	
结果观察	能否正确判断定性结果	10	
加终止液、上机	能否正确使用酶标仪	15	
结果计算	是否正确计算COV、判断结果	10	
职业素质	是否具有耐心和细心、团队协作精神	5	
生物安全意识	操作过程中是否具备生物安全意识	5	
合计		100	

附1：乙肝两对半检测结果解释及临床意义分析

一、乙肝两对半各项目检验结果解释

【HBsAg检验结果的解释】

（1）大多数正常人群该项指标检测为阴性反应，如复试结果阳性则可能是HBsAg阳性。

（2）一些HBV感染患者HBsAg检测为阴性，可能是早期感染所致。

（3）洗板不充分是导致假阳性的主要原因。

（4）另外一些操作错误可能导致试验结果的假阳性和假阴性，比如：试剂盒在超过有效期情况下使用、加样器不准确、室内温度过低、未按说明书检测程序进行试验等。

（5）不能单靠此试验做临床诊断，明确的诊断必须由医师根据所有的临床指征和其他实验室检查结果综合评定。

【HBsAb检验结果的解释】

（1）阴性结果表明样本中不含乙肝表面抗体（抗-HBs），或样本中的抗-HBs含量低于试剂盒的检测范围。

（2）阳性结果表明样本中含有抗-HBs，或非特异反应因素。

（3）阳性结果的样本需要再进行重复试验，经过重复或再重复试验仍为阳性结果的样本，可认为是抗-HBs阳性。所有重复结果为阳性的样本应经过适当的手段进行确认。

（4）阳性结果的样本如复检为阴性结果应被认为是阴性样本，重复不出阳性结果可能属于下列一个或多个技术问题引致：①由于仪器或加样器造成的交叉污染；②显色剂被金属离子污染；③由于试剂滴漏造成的交叉污染；④不充分的洗板或最后吸去不彻底。

【HBeAg检验结果的解释】

（1）大多数正常人群该项指标检测为阴性反应，如阳性则可能是乙肝急性感染期、“大三阳”患者，应结合临床症状和其他诊断方法进行确认。

（2）有一些HBV急性感染者e抗原检测为阴性，这有可能是HBV早期感染所致或者乙肝病毒c基因变异引起的免疫逃逸所致。

（3）洗板不充分是导致假阳性的主要原因。

（4）另外一些操作错误可能导致试验结果的假阳性和假阴性，比如：试剂盒在超过有效期情况下使用、加样器不准确、室内温度过低、未按说明书检测程序进行试验等.

（5）阳性结果的判定应综合临床特征和其他检测指标共同判定。

【HBeAb检验结果的解释】

（1）大多数正常人群该项指标检测为阴性反应，如阳性则可能是慢性乙肝患者、感染恢复期、“小三阳”患者等，应结合临床症状和其他诊断方法进行确认。

（2）有一些HBV急性感染者HBeAb检测为阴性，这有可能是HBV早期感染所致。

（3）洗板不充分是导致假阳性的主要原因。

（4）另外一些操作错误可能导致试验结果的假阳性和假阴性，比如：试剂盒在超过有效期情况下使用、加样器不准确、室内温度过低、未按说明书检测程序进行试验等。

（5）阳性结果的判定应综合临床特征和其他检测指标共同判定。

【HBcAb检验结果的解释】

（1）大多数正常人群该项指标检测为阴性反应，如阳性则可能是急性乙肝感染或既往感染等，应结合临床症状和其他诊断方法进行确认。

（2）有一些HBV急性感染者HBcAb检测为阴性，这有可能是HBV早期感染所致。

（3）洗板不充分是导致假阳性的主要原因。

（4）另外一些操作错误可能导致试验结果的假阳性和假阴性，比如：试剂盒在超过有效期情况下使用、加样器不准确、室内温度过低、未按说明书检测程序进行试验等。

（5）阳性结果的判定应综合临床特征和其他检测指标共同判定。

二、乙肝两对半检测结果临床意义分析

表4-8　HBV抗原、抗体检测结果的临床分析

HBsAg	抗-HBs	HBeAg	抗-HBe	抗-HBc	结果分析
+	−	−	−	−	无症状携带者
+	−	+	−	−	急性乙肝肝炎或无症状携带者
+	−	+	−	+	急性或慢性乙型肝炎（传染性强，“大三阳”）
+	−	−	+	+	急性感染趋向恢复或慢性肝炎缓解中（“小三阳”）
−	+	−	+	+	既往感染恢复期
−	+	−	+	−	既往感染恢复期
−	−	−	−	+	既往感染或“窗口期”
−	+	−	−	−	既往感染或接种过疫苗

附2：酶联免疫检测仪简介

酶联免疫检测仪的基本功能是比色测定，但测定波长、吸光度范围、光学系统、检测速度、震板功能、温度控制、软件功能等因仪器而不同（图4-5）。某些全自动酶免疫分析系统同时具有自动洗板、温育和加样等功能。

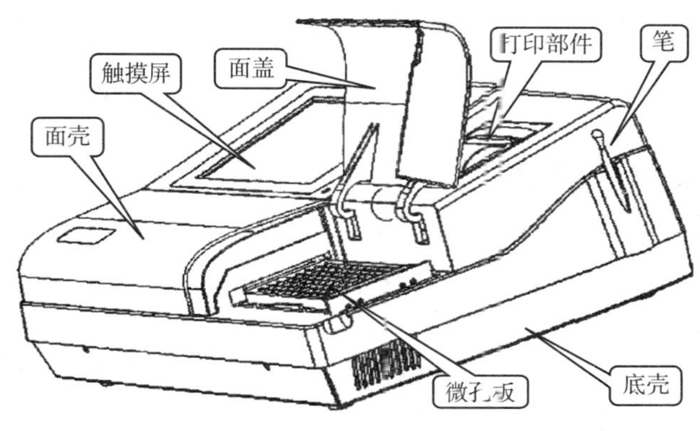

图 4-5 酶标仪简易构造图

1.测定波长 一般酶联免疫检测仪的测定波长在400~750nm之间，最常用450nm和492nm两个波长。仪器均配有放置滤光片的可自动转换的部件，可以同时安装6~8片滤光片，所配备的滤光片均应包括上述两个波长。其次，考虑到双波长比色的需要，还应有620nm、630nm、650nm和405nm波长的滤光片，其他滤光片可根据自己的需要选择。在开机或复位状态下，按屏幕提示操作即可。波长一经设定好，则全部功能均为在该波长下的操作。

2.测定的吸光度范围 通常酶联免疫检测仪的吸光度测定范围在0~2.5之间即可以满足ELISA的测定要求，但目前基本可达到3.5以上，并且能保持很好的精密度与线性。

3.光学系统 一般采用垂直光路多通道的光学系统（通常为8或12通道）。有的酶联免疫检测仪除测定通道外，还有一个参比通道可进行自我校准。光学系统的功能可通过酶联免疫检测仪测定的吸光度范围、线性度、精密度和准确度等体现出来。测定的精密度与测定通道之间的均一性有直接关系。

4.检测速度 指其完成比色测定所需要的时间。检测速度快，有利于提高检测的精密度。目前酶联免疫检测仪检测速度都较快，通常在数秒钟内即可完成。

5.震板功能 指酶联免疫检测仪在对ELISA板孔进行比色测定前对其进行振荡混匀，使板孔内颜色均一，避免沉淀对检测结果的影响。不同酶联免疫检测仪的震板方式有一定差异，好的仪器可以任意上下、左右、旋转等调节振荡方式，甚至调节振荡幅度。

6.温育功能 指酶联免疫检测仪本身能按要求自动精确地控制仪器内部的温度，使得ELISA测定中微孔板条的温育过程可在仪器内部进行，而无须再外配温箱。

7.软件功能 指酶联免疫检测仪对ELISA定性测定进行统计分析并报告结果的功能。如ELISA定性测定中，酶联免疫检测仪具有阳性判断值（cut off）及测定“灰区”（测定吸光度处于cut off周围的一定区域，此区域内结果应为“可疑”）的统计功能。

为保证酶联免疫检测仪持续的稳定性和测量数据的准确性，开机后应预热15分钟以上，并且避免干扰光学系统的任何部件，如避免液体流入仪器内部，不要用手或其他硬性介质触摸滤光片、透镜表面以及光电检测器件等。

附3：洗板机的使用

1.仪器组成 本仪器主要由主机、洗液瓶、废液瓶、蒸馏水瓶和废液缓冲瓶组成。

2.工作原理 仪器主机包括硬件、软件、机械以及液路等部分。通过程序控制，可自动实现清洗液的加注以及废液的排放。清洗头和酶标托板分别在竖直和水平方向运动，实现吸液和注液动作，对酶标板进行自动清洗。

3.功能特点 预洗、底部清洗、防溢流、废液报警、自动调节吸液高度、底部防撞、加液量可调（50~3000μl）、两点吸液、整板清洗/排洗、震板和浸泡时间可调。

4.简易操作 以ELX50洗板机为例。

（1）准备

1）检查洗液是否充满，废液是否清空。

2）通电前应检查仪器电源线是否连接正常。

（2）开机仪器自检。通过后，检查废液余量、洗涤剂余量以及吸液针、放液针的通畅情况。正常后方可运行。

（3）仪器清洗按主屏的“MAIN”键，再按“ENTER”键，按“START”键开始冲洗。冲洗完毕，回到主屏。

（4）操作

1）把需洗的酶联孔按1~8的顺序置入96孔的洗板机（每行都需12孔，不足的用干净的废孔补足），把洗涤板置上机器的洗槽，按“Wash”键。选择洗涤的程序号（05），输入要洗的酶联孔的行数，再按“START”开始清洗。洗涤过程中，需要时注意各孔放液针的放液量、吸液针的吸净度，以排除管路阻塞。

2）清洗完毕，在滤板上拍干酶联孔，并对洗板机进行日常维护的操作。

（5）清洗系统和关机按主屏的“MAIN”键，再按“ENTER”键，按“START”键开始冲洗。冲洗完毕，回到主屏。

（6）日常维护

1）每日清洗完毕后，必须换用蒸馏水进行冲洗。

2）按主屏的“MAIN”键，再按“ENTER”键，按“START”键开始冲洗。冲洗完毕，回到主屏，关闭电源。

3）废液要及时倒掉，不能超过瓶肩，以免阻塞。

任务六　HAV IgM抗体的检测——捕获法

甲型病毒性肝炎简称甲型肝炎，是由甲型肝炎病毒（HAV）引起的一种肠道传染病，呈全世界范围的分布，我国为高发区之一。甲型肝炎特异性IgM抗体检测阳性意味着患者仍处于甲型肝炎的急性期，也可作为甲型肝炎早期诊断的可靠指标。

【实验原理】

捕获法ELISA是在微孔条上预包被抗人IgM（μ链），加入待测标本进行温育，标本中的IgM抗体被捕获，洗涤除去其他免疫球蛋白和血清中的杂质成分；加入HAV抗原及针对HAV抗原的特异性酶标抗体，温育后形成“包被抗体–IgM抗体–HAV抗原–酶标抗体”复合物；再次洗板后加入显色剂，复合物上连接的HRP催化显色剂反应，生成蓝色产物，终止反应后，变为黄色。若样品中无HAV–IgM抗体时，不显色。

酶标板显色后在酶标仪或酶免系统上测定OD值，根据OD值判定有无HAV–IgM抗体的存在（图4–6）。

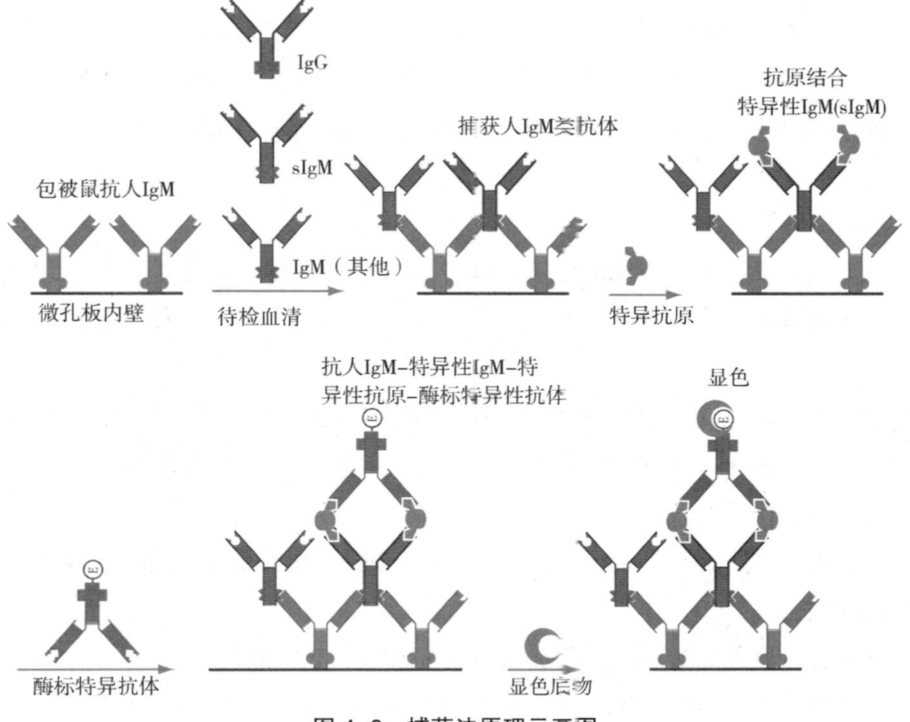

图4–6　捕获法原理示意图

【实验试剂与器材】

商品化HAV-IgM诊断试剂盒，组成：微孔反应板［HAV抗人IgM（μ链）单克隆抗体包被板］、抗原工作液、阳性对照、阴性对照、含辣根过氧化物酶标记的抗HAV抗体，洗涤液、显色剂A、显色剂B、终止液等；待检血清；微量移液器、酶联免疫检测仪、吸水纸、试管架等。

【操作方法】

1.试剂准备

（1）HAV包被板可直接使用。必须在包被板平衡至室温后才可打开外包装铝箔袋，以防止板条吸收空气中水蒸气。请将剩余板条立即放回含干燥剂的铝箔袋（或塑料袋）、密封。

（2）将20倍浓缩洗涤液用纯化水稀释20倍后备用。如：取1ml浓缩洗涤液加入19ml纯化水稀释。稀释后洗涤液最多可稳定1周。如果浓缩洗涤液出现结晶，稀释前应将浓缩洗涤液置37℃加热，充分溶解混匀。

试剂盒内其余试剂均可直接使用。

2.检测程序

（1）加样温育对照血清设定示例如下：空白1孔，阴性对照2孔，阳性对照2孔（若用双波长检测，可不设空白对照孔）。待测样品按序排列设定加样顺序；将所需数量的板条固定于板架。除空白孔、阴性对照、阳性对照外，每孔加入样品稀释液100μl，分别在相应的孔中加入阴性对照、阳性对照各100μl和待测样品10μl，用封口胶封板后，置37℃温育30分钟。

（2）洗板

1）手工洗板：每孔加入350μl洗液，静置5~10秒后弃尽，重复冲洗5次后，拍干。

2）洗板机洗板：每孔加入350μl洗液，每次洗涤间隔5~10秒，重复冲洗5次后，拍干。

（3）加入HAV-Ag工作液和HAV酶工作液除空白孔外，每孔加入HAV-Ag工作液50μl，HAV酶工作液50μl，充分混匀，用封口胶封板后，置37℃温育30分钟。

（4）洗板同操作（2）。

（5）显色反应每孔分别加入底物液A、B各50μl，充分混匀，用封口胶封板后，置37℃温育10分钟。

（6）终止反应显色完毕后，每孔加入终止液50μl，充分混匀。

（7）读取结果终止反应后，立即置酶标仪450nm波长（以空白孔调零）或双波长

450nm/630nm下测定OD值。

【结果判断】

1.结果计算与分析 临界值（cut off值）计算如下。

$$\text{cut off值}=0.10+N$$

N为阴性对照OD均值，如小于0.05按0.05计算。

2.检验结果判断 待检样本OD值≥cut off值则判为阳性反应，否则判为阴性反应；样本OD值在cut off值附近的，建议双孔复检，检测结果以复测结果为准。

对于判为阳性的待测样品，建议对其用生理盐水1∶1000稀释后重复试验并判定结果。

3.质量控制 每次试验应同时满足阴性对照OD值≤0.1，阳性对照OD值≥0.5，否则试验结果视为无效。

【注意事项】

（1）试剂盒仅用于体外诊断。

（2）阴性对照和阳性对照原料来自人血，虽然已经对原料血浆进行相关病原体筛查并在生产工艺中加入去除和灭活病毒的措施，但在理论上仍存在传播某些已知和未知病原体的潜在风险，临床使用时应权衡利弊。

（3）所有试剂从冷藏环境中取出时，均应平衡至室温（18~25℃）后再使用；使用前试剂应摇匀。

（4）每次加样均应使用微量加样器。

（5）洗涤时各孔应加满洗涤液。

（6）封口胶应一次性使用。

（7）所有样本及试剂应避免直接接触皮肤和眼睛，切勿吞咽，一旦发生这种情况，立即用大量清水冲洗并及时到医院就诊。

（8）所有样品、洗涤液和各种废弃物均应按污染物处理。

（9）不同批号试剂盒组分不得混用。

【思考题】

（1）如何避免本方法出现假阳性或假阴性结果？

（2）简述本方法的临床应用。

【任务反馈】

HAV IgM 抗体的检测——捕获法操作自评表

评价项目	评价标准	分值	得分
物品的准备	物品准备是否充分	5	
标记	标记是否正确	5	
加样	加样量、加样顺序是否正确	20	
第一次温育	温育时间、温度设置是否合理	5	
洗板	洗板方法是否正确	10	
加显色剂	滴加显色剂是否正确	5	
第二次温育	温育时间、温度设置是否合理	5	
结果观察	能否正确判断定性结果	10	
加终止液、上机	能否正确使用酶标仪	15	
结果计算	是否正确计算COV、判断结果	10	
职业素质	是否具有耐心和细心、团队协作精神	5	
生物安全意识	操作过程中是否具备生物安全意识	5	
合计		100	

项目二　酶免疫组化技术

酶免疫组化技术是在一定条件下，利用酶标抗体（或抗原）与待测组织或细胞中的抗原（或抗体）发生特异性反应，再通过底物显色以判断标本中抗原（或抗体）的存在与否或定位的一类酶免疫技术。

本试验以标记链霉亲和素－生物素（LSAB）技术检测P53蛋白为例。

【实验原理】

将待检石蜡切片标本进行脱蜡、水化及抗原修复处理。加入鼠抗人P53单克隆抗体，细胞内的P53蛋白就会与鼠抗人P53单克隆抗体特异性结合。再加入生物素化抗鼠IgG，它可与鼠抗人P53单克隆抗体特异性结合。最后加入链霉亲和素－辣根过氧化物酶，由于链霉亲和素可与生物素特异性结合，因此链霉亲和素－辣根过氧化物酶继续结合到P53阳性细胞上。在底物作用下，阳性细胞将被染成棕黄色，而阴性细胞则不着色（图4–7）。根据细胞着色的情况可判定阴性和阳性细胞，并求出其阳性百分率。

【实验试剂与器材】

75%、85%、95%及100%乙醇；二甲苯、30%过氧化氢、小牛血清、0.1%盐酸乙醇；鼠抗人P53单克隆抗体、生物素－羊抗鼠IgG、链霉亲和素－辣根过氧化物酶、DAB底物溶液、苏木素染液；玻片、吸水纸、显微镜等。

【操作方法】

（1）将常规3μm厚连续石蜡切片黏附于涂有多聚赖氨酸的载玻片上，以防止脱片，56℃烤片2小时使切片紧密粘连。

（2）标本脱蜡和水化

1）二甲苯试剂中，室温下作用10分钟。

2）重复以上操作2次。

3）100%乙醇中，室温下作用2分钟。

4）水化：95%乙醇中，室温下作用2分钟；85%乙醇中，室温下作用2分钟；75%乙醇中，室温下作用2分钟。蒸馏水充分冲洗2次，每次3分钟。

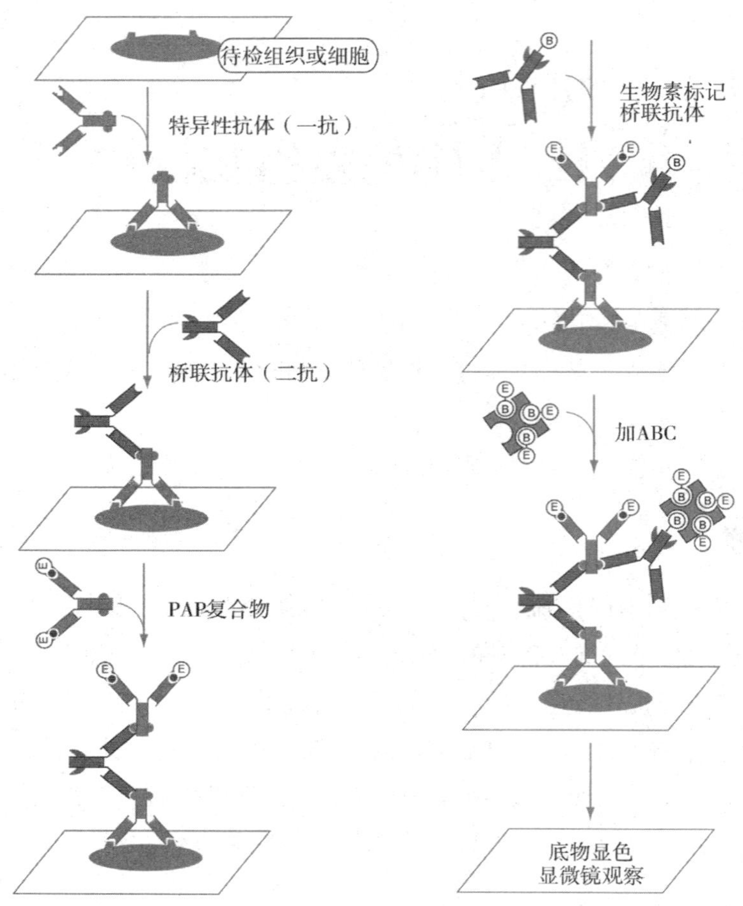

图 4-7　LSAB-ELISA 检测原理示意图

（3）将切片置于盛有250ml 10mmo/L的PBS（pH 6.0）专用染色缸中进行组织抗原修复，微波炉内中火5分钟，取出后自然冷却。

（4）取出切片，PBS冲洗3次，每次3分钟，然后用吸水纸将多余水分吸干。

（5）每张切片加1滴30%过氧化氢（1∶9稀释），室温下孵育10分钟，以阻断内源性过氧化物酶。

（6）PBS冲洗3次，每次3分钟，然后用吸水纸将多余水分吸干。

（7）每张切片加1滴非免疫性动物血清（小牛血清1∶9稀释），室温下孵育10分钟。

（8）甩去血清，每张切片加1滴鼠抗人P53单克隆抗体，室温下孵育9分钟或4℃下过夜。

（9）PBS冲洗3次，每次3分钟，然后用吸水纸将多余水分吸干。

（10）每张切片加1滴生物素-羊抗鼠IgG，室温下孵育20分钟。

（11）PBS冲洗3次，每次3分钟，然后用吸水纸将多余水分吸干。

（12）每张切片加1滴链霉亲和素-辣根过氧化物酶溶液，室温下孵育20分钟。

（13）PBS冲洗3次，每次3分钟，然后用吸水纸将多余水分吸干。

（14）每张切片加2滴新鲜配制的DAB溶液，显微镜下观察以控制染色深度，蒸馏水充分冲洗。

（15）苏木素复染3分钟，0.1%盐酸乙醇分化0.5分钟，流水返蓝。

（16）梯度乙醇脱水干燥。在75%乙醇中，室温下作用2分钟；85%乙醇中，室温下作用2分钟；95%乙醇中，室温下作用2分钟；100%乙醇中，室温下作用3分钟。

（17）二甲苯透明2次，每次各3分钟。

（18）中性树胶封片，镜检观察。

【结果判断】

用光学显微镜检查显色反应，阳性细胞即细胞核呈棕黄色颗粒的细胞。在高倍镜下对每张切片随机选择5个视野，每个视野记数200个细胞，共计1000个细胞。计算每张切片阳性细胞数百分比。结果判定标准如下。

阴性（–）：无阳性细胞。

弱阳性（+）：阳性细胞数<25%。

阳性（++）：阳性细胞数25%~50%。

强阳性（+++）：阳性细胞数>50%。

【注意事项】

（1）标本染色过程中应避免玻片干涸，否则会造成边缘部的非特异性染色。

（2）注意冲洗液是否和反应试剂匹配，溶液的pH很重要，与辣根过氧化物酶底物匹配的溶液中不应含有NaN_3。

（3）玻片上应避免遗留过多的冲洗液，当抗体加至玻片上时，相当于对抗体进行了进一步的稀释。

（4）封闭非特异性吸附位点，降低背景可用无关蛋白，如牛血清白蛋白。另外，也可用二抗动物的非免疫血清，将其用PBS稀释为3%~10%溶液；也可用5%脱脂奶粉替代血清进行抗原封闭。

【思考题】

（1）请对本方法进行方法学评价。

（2）简述本方法的临床应用。

【任务反馈】

酶免疫组化技术操作自评表

评价项目	评价标准	分值	得分
物品的准备	物品准备是否充分	5	
石蜡切片	切片是否正确	5	
标本脱蜡和水化	方法和时间是否正确	5	
组织抗原修复	修复方法、时间是否合理	5	
洗涤、加过氧化氢	洗涤充分、试剂添加量准确、孵育时间是否充分	10	
洗涤、加小牛血清	洗涤充分、试剂添加量准确、孵育时间是否充分	10	
加生物素化单抗	试剂添加量准确、孵育时间是否充分	10	
加酶标亲和素	试剂添加量准确、孵育时间是否充分	10	
加DAB显色	显色方式是否正确	5	
复染	复染是否正确	5	
梯度乙醇脱水干燥	顺序、时间是否正确	5	
二甲苯透明	时间、次数是否准确	5	
封片、镜检观察	学会观察阳性结果	10	
职业素质	是否具有耐心和细心、团队协作精神	5	
生物安全意识	操作过程中是否具备生物安全意识	5	
合计		100	

项目三 固相膜酶免疫技术

固相膜酶免疫技术是以微孔滤膜作为固相载体的酶免疫技术。常用的固相膜为硝酸纤维素（NC）膜、聚乙烯比咯烷酮（PVDF）等。

任务一 变应原特异性 IgE 抗体的检测——酶免疫吸附法

【实验原理】

酶免疫吸附法原理和方法类型与ELISA基本相同，但其固相载体为NC膜，将抗原包被在NC膜上，加入待检标本，若标本中含相应的抗体，则在NC膜上相应区域形成抗原－抗体复合物，再加入酶标二抗，形成抗原－抗体－酶标二抗复合物，洗涤后加入底物，酶催化底物形成不溶性有色沉淀物沉积在NC膜上而使NC膜染色（图4-8）。

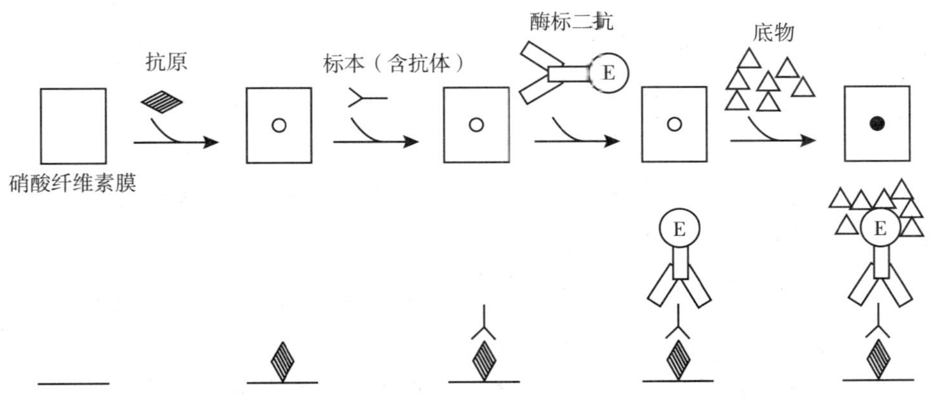

图 4-8 酶免疫吸附法原理示意图

本试验采用预先在NC膜上包被了多种变应原的快速试纸条检测血清中的变应原特异性IgE抗体，测试条的检测区域由多个反应区组成，其中包括一个阴性对照区和一个阳性对照区。

先对患者血液样本与包被有多种变应原的测试条进行孵育，使得样本中的特异性IgE抗体与测试条上的相应变应原结合。随后去除未结合的抗体，加入酶标抗体与变应原——

特异性IgE抗体复合物进行孵育。随后的清洗步骤会去掉未结合的酶标抗体，加入酶底物液进行反应，产生可以直接观察的颜色变化。

【实验试剂与器材】

1.商品化的试剂盒

（1）包被有10项变应原的测试条，10项变应原分别为小麦、花生、鸡蛋、大豆、牛奶、西红柿、鱼、虾、蟹、坚果混合（图4-9）。

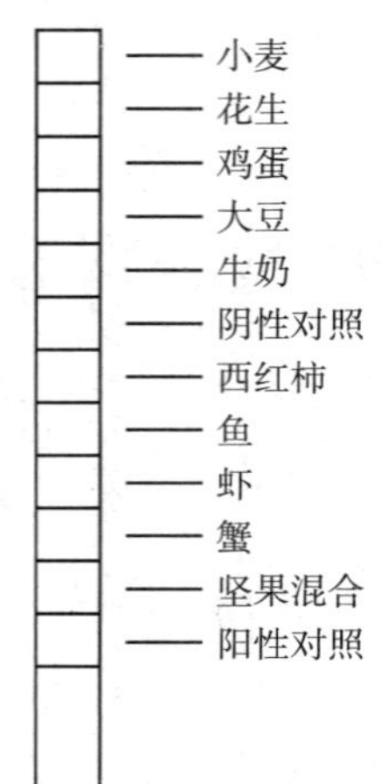

图4-9　变应原种类分布

（2）酶标抗体结合液，1×13.5ml；0.4~1.6μg/ml牛碱性磷酸酶标记的鼠抗人IgE抗体溶液。

（3）底物液，1×13.5ml；2.16g/L 5-溴-4氯-3-吲哚磷酸盐溶液（pH 10.20±0.2）。

2.其他　流动的自来水、计时器（可精确到秒）、吸水纸、吸管、反应管、酶标检测仪等。

【操作方法】

所有分析试剂和测试样本在进行试验前都必须平衡至室温（18~27℃）。

（1）每个患者样本准备3个反应管。

（2）吸取样本加入第一个反应管凸起的刻度线处，放入测试条，室温孵育6小时或过夜。

（3）取出测试条，在自来水水流的下端冲洗55秒。水流要有一定冲力，且保持恒定。在水流中前后移动测试条，保证检测区域都得到充分清洗。

（4）在第二个反应管内加入酶标抗体结合液（红色液体）至凸起的刻度线处，将冲洗完的测试条放入反应管中，室温孵育30分钟。

（5）取出测试条，在自来水水流的下端冲洗至红色完全消失（至少55秒）。在水流中前后移动测试条，保证检测区域都得到充分清洗。

（6）在第三个反应管内加入底物液（无色透明液体）至凸起的刻度线处，将冲洗完的测试条放入反应管中，室温孵育30分钟。

（7）将测试条从反应管中取出，用吸水纸蘸干。

（8）室温干燥，至少放置30分钟后，判读结果。

快速检验步骤：将步骤（2）中的孵育时间缩短为30分钟，全部孵育过程在恒温25℃水浴中进行，其余操作步骤与标准操作步骤相同。

【结果判断】

1. 阳性结果　变应原区的颜色如果出现明显的蓝色，则可判断为阳性。

2. 阴性结果　变应原区的颜色如果与阴性对照的颜色相同，则判断为阴性。

3. 质量控制　阴性对照区的颜色为白色或极浅的蓝色，阳性对照区的颜色为明显强于阴性对照区的蓝色。如图4-10所示，花生、西红柿、虾区域为阳性区域。

【注意事项】

（1）本试剂盒为一个完整的系统，不能与其他试剂混用。

（2）仅供体外诊断使用。不要使用过期的试剂。

（3）瓶盖不可交叉使用。

（4）测试条为易受潮材料，取出测试条后必须立即旋紧瓶盖；不可接触测试条的检测区域；防潮剂变为棕褐色，测试条不可使用。

（5）底物液为光敏感试剂，避光保存；底物液浑浊或显蓝色时不可使用。

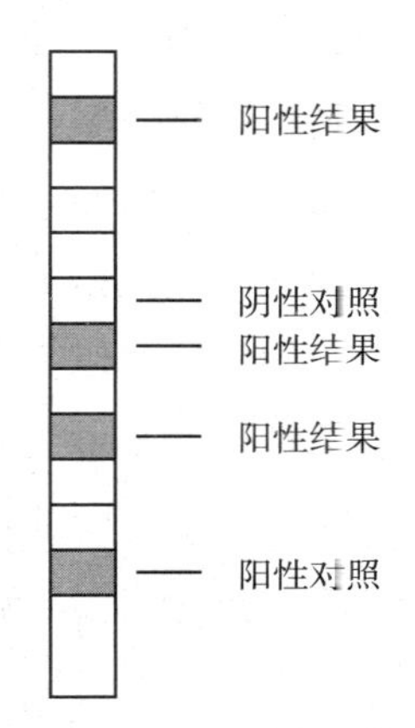

图 4-10　结果判断示意图

（6）试剂中含有0.02%NaN_3，有毒不可食用，它会与铅和铜容器发生反应而产生易爆炸性物质，因此要用大量水清洗，以防止叠氮产物堆积。

（7）注意潜在的生物危险性：经检测，制备这些产品所使用的人血清，HBsAg、HIV-1、HIV-2、HCV和TP全部为阴性。由于没有一种试验方法能够完全确保这些感染因素不存在，在处理试剂和患者样本时应把它们视作可能传播的疾病对待。

（8）为保证每次试验的重复性，应严格遵守说明书建议的试验时间。

【结果解释】

在包被变应原的区域，颜色如果出现明显的蓝色，表示该变应原检测结果为阳性。阳性结果表示患者体内存在该变应原的特异性IgE抗体，暗示由该变应原导致的IgE介导的超敏反应存在，在后续的研究过程中应引起注意。尽管如此，阳性结果不是必然有临床过敏症状存在，有些个体可能对临床没有观察到的变应原也能检测出阳性结果。

在包被变应原的区域，颜色如果与阴性对照的颜色相近，则判断为阴性。阴性结果表示患者体内不存在该变应原的特异性IgE抗体，提示症状可能由其他原因导致。尽管如此，阴性结果不能完全排除临床过敏症状的存在，有些个体可能对临床观察到症状的变应原检测出阴性结果。食物变应原经过处理（如工业过程、烹饪或消化）后可能导致超敏反应，但检测不出来，应在后续的研究过程中加以注意。

【检验方法的局限性】

本试剂盒用于定性检测过敏特异性IgE抗体。不同变应原的结合能力及特异性IgE抗体水平存在差异，因此不同的变应原区域显示同样的颜色并不代表临床会出现同等程度的过敏症状。

IgE抗体介导的过敏性疾病的临床确诊不能只依靠实验室检测一项指标。临床诊断必须结合临床情况、体检和实验室等综合进行。皮肤测试和血清学检测只是对具体过敏的变应原判断提供指导。

相关的变应原含有一些相同的过敏成分，可能导致交叉反应影响阳性检测结果。

明显升高的总IgE水平可能会导致本试剂盒检测结果在阴性对照区和变应原区出现颜色加深的现象，但不会改变整体检测结果。

免疫抑制药物（皮质类固醇药物）和生理、遗传等情况可能会影响变应原特异性IgE抗体在循环系统中的水平。

脱敏治疗可能会抑制本试剂盒对该变应原的检测结果，同时也会影响与该变应原存在交叉反应的其他变应原。

【思考题】

（1）简述本方法的优缺点。

（2）如何减少本方法非特异性反应的影响？

【任务反馈】

变应原特异性 IgE 抗体的检测——酶免疫吸附法操作自评表

评价项目	评价标准	分值	得分
物品的准备	物品准备是否充分	5	
标记	标记是否正确	5	
加样	加样量、加样顺序是否正确	20	
第一次温育	温育时间、温度设置是否合理	5	
洗涤	洗涤方法是否正确	5	
加酶结合物、温育	加样是否正确，温育时间、温度设置是否合理	10	
洗涤	洗涤方法是否正确	5	
加底物	滴加底物是否正确	5	
第三次温育	温育时间、温度设置是否合理	5	

续表

评价项目	评价标准	分值	得分
结果观察	能否正确判断定性结果	10	
上机	能否正确使用酶标仪	15	
职业素质	是否具有耐心和细心、团队协作精神	5	
生物安全意识	操作过程中是否具备生物安全意识	5	
合计		100	

任务二　HIV 确证试验——免疫印迹法

HIV即人类免疫缺陷病毒，又称艾滋病病毒，是造成人类免疫系统缺陷的一种逆转录病毒。该病毒会攻击并逐渐破坏人类的免疫系统，致使宿主在被感染时得不到保护。HIV感染者往往死于继发感染或者癌症。

HIV可以分为两型：HIV-1和HIV-2，其中HIV-1和黑猩猩的免疫缺陷病毒（SIVcpz）在基因组成方面十分接近，很可能是跨种群传播给人类的。

HIV检测是艾滋病防治规划的关键组成部分，同时也是一种高效益的HIV预防干预措施。通过检测，不仅可以尽早发现、及时治疗和预防HIV感染，为求询者特别是HIV感染者提供心理支持，而且可以促使求询者减少不安全行为，预防HIV的传播。

HIV抗体阳性报告必须由国家卫生健康委员会认证并取得资格的HIV抗体确认实验室出具才有法律效力。

最常用的HIV抗体确认方法是免疫印迹法（Western Blot，WB）。

【实验原理】

免疫印迹技术又称蛋白质印迹法，是一种将高分辨率凝胶电泳和免疫化学分析技术相结合的杂交技术。即将凝胶蛋白电泳分离的蛋白质转移到固相载体，再借助酶免疫技术测定。主要分三步完成（图4-11）。

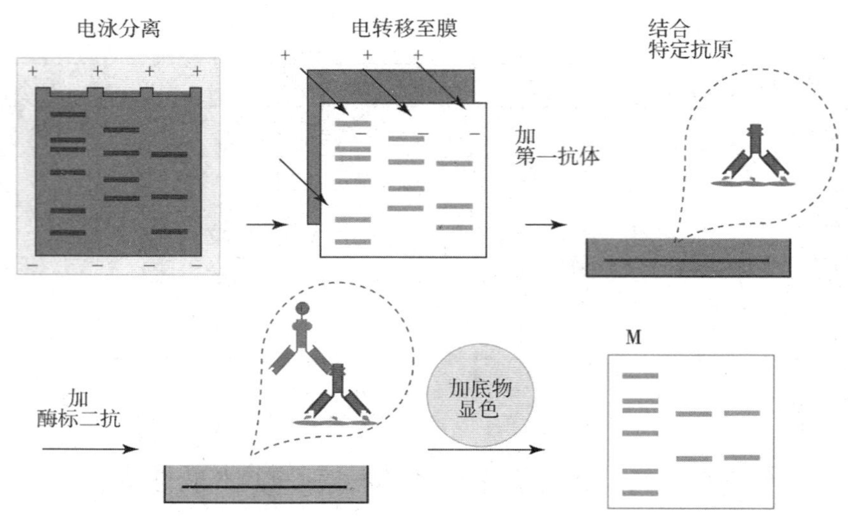

图 4-11　酶联免疫印迹技术原理示意图

1. SDS-PAGE　将待测标本进行SDS-PAGE，标本中的不同蛋白质组分因分子质量的不同而分离，得到不同的蛋白质区带，此时因未染色，蛋白质条带肉眼不可见。

2. 电转移　通过转移电泳（电泳参数：低电压100V，高电流1~2A，通电45分钟），将各区带的蛋白质抗原原位转移至NC膜（相当于在固相载体上包被抗原），此时蛋白质条带肉眼仍不可见。

3. 酶免疫定位　依次加入特异性抗体和酶标二抗，形成抗原-抗体-酶标二抗复合物，加入酶作用的底物，形成不溶性有色产物，使区带染色，阳性反应的条带清晰可辨，根据SDS-PAGE时加入的分子质量标准，即可确定各蛋白质组分的分子质量。

商品化的IBT试剂盒中，前两步已由厂家完成，只需进行第三步即可完成检测。

本试验中，将纯化的确诊HIV蛋白抗原裂解，然后通过SDS-PAGE按分子量大小将其分离，再转印至NC薄膜上，并保存于4℃干燥试管内，测定时将割成膜条的NC薄膜与待检样品反应，使其充分接触。若样品中含有HIV抗体，将会与膜条上的抗原区带结合，再加上酶标抗人IgG抗体，经过与底物反应显色，即可形成肉眼可见的不同区带。

【实验试剂与器材】

1. 标本准备　静脉抽血2ml，不抗凝。

2. 试剂准备　转印有HIV-1型和2型抗原的硝酸纤维素薄膜、酶结合物、底物及底物缓冲液、洗涤液、稳定液。

【操作方法】

（1）在免疫印迹法反应槽内，加入洗涤液。加入待测样品，混匀。

（2）在反应槽内加入含HIV抗原的硝酸纤维素薄膜液，在室温环境中振摇2小时，每份样品为1条。每次测定需附阴性对照、阳性对照。在振摇过程中，应使膜条带有号码的一面始终保持向上。

（3）倾去槽内的反应液，用洗涤液将各膜条洗5次，每次3分钟。

（4）在各反应槽内加酶联试剂，于室温环境中再振摇1小时，用洗涤液洗4次，最后用底物缓冲液洗1次。

（5）将底物溶液配好后，加入反应槽内并振摇数分钟，待阳性对照出现典型的HIV抗体阳性区带后，迅速倾去底物溶液，并加入稳定液继续振摇30分钟。然后将膜条取出，避光晾干，判断结果。

【结果判断】

确认试验的结果判定可根据世界卫生组织推荐的标准（图4-12）。

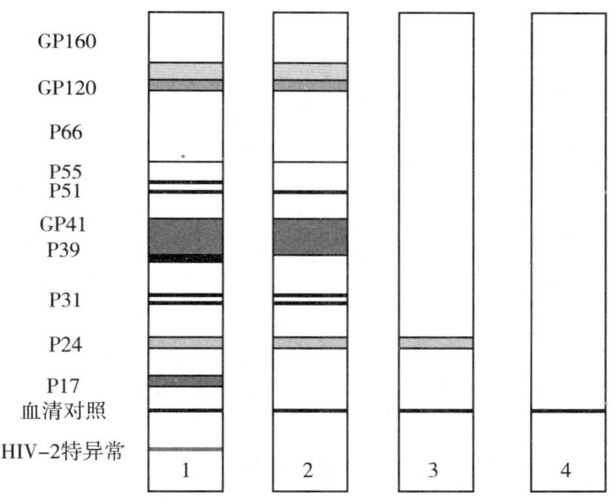

可疑：1 条 gag 带和 1 条 pol 带，或只有 gag 带或 pol 带

图 4-12　HIV 抗体 WB 实验阳性判断标准

阳性：至少1条env带和1条pol带；或至少1条env带和1条gag带；或至少1条env带、1条gag带和1条pol带；或至少2条env带。

阴性：无病毒特异带。

【结果评价】

1. HIV抗体确认结果的评价　免疫印迹实验的结果是根据硝酸纤维素条膜特异性HIV抗原位置上出现的带型不同来判断HIV抗体为阳性、阴性和不确定。

2. HIV抗体不确定（或可疑）结果的评价 在某些情况下，样品显示不典型的HIV反应性条带图谱，既不能确定为阳性也不能确定为阴性，称为HIV抗体不确定或可疑阳性。

【注意事项】

（1）实验前，将试剂盒从冰箱中取出平衡到室温（18~25℃）后再取出实验膜条包装。

（2）取膜条时应使用镊子夹取膜条带数字标号的一边（禁止触摸膜条反应区，避免损坏包被有抗原的膜条）。

（3）膜条取出后，将剩余膜条放回膜条包装袋，封好封口。

（4）所有温育反应均需在摇摆摇床上室温（18~25℃）反应。

（5）温育时间要求准确，尤其是底物温育时间，如果检测标本较多，建议根据标本量分段进行计时。如果底物反应时间延长，反应灵敏度有可能提高。

（6）底物温育结束后，用蒸馏水或去离子水清洗膜条后（不可使用自来水），务必用吸水纸将膜条上残留的液体轻轻吸净，空气中自然干燥15分钟以后再判读结果。

（7）只有观察到着色均匀、清晰可见的反应条带，方可判为阳性。

【思考题】

（1）简述本方法的原理。

（2）本方法的注意事项有哪些？

【任务反馈】

HIV确证试验——免疫印迹法操作自评表

评价项目	评价标准	分值	得分
物品的准备	物品准备是否充分	5	
荧光标记物准备	荧光标记物制备是否正确	5	
加样	是否完全覆盖标本孔	10	
第一次温育	温育时间、温度设置是否合理	10	
第一次洗涤	洗涤是否充分	10	
第二次温育	温育时间、温度设置是否合理	10	
第二次洗涤	洗涤是否充分	10	
封片	方法是否正确	10	
结果观察	能否熟练使用荧光显微镜、准确结果观察	20	
职业素质	是否具有耐心和细心、团队协作精神	5	
生物安全意识	操作过程中是否具备生物安全意识	5	
合计		100	

【HIV确诊试验临床意义】

免疫印迹法是目前公认的确诊HIV感染的方法，若检出3个HIV主要基因（*gag*、*poi*、*env*）产物的抗体为阳性时，可确诊为HIV感染。

HIV属于逆转录病毒科慢病毒属中的人类慢病毒组，为直径100~120nm的球形颗粒，由核心和包膜两部分组成。核心包括两条单股RNA链、核心结构蛋白和病毒复制所必需的酶类，含有逆转录酶、整合酶和蛋白酶。核心外面为病毒衣壳蛋白。病毒的最外层为包膜，其中嵌有外膜糖蛋白（gp120）和跨膜糖蛋白（gp41）。

HIV基因全长约9.8kb，含有3个结构基因（*gag*、*pol*、*env*）、2个调节基因（*tat*反式激活因子、*rev*毒粒蛋白表达调节子）和4个辅助基因（*nef*负调控因子、*vpr*病毒r蛋白、*vpu*病毒u蛋白和*vif*毒粒感染性因子）。

HIV是一种变异性很强的病毒，各基因的变异程度不同，env基因变异率最高。HIV发生变异的主要原因包括逆转录酶无校正功能导致的随机变异、宿主的免疫选择压力以及药物选择压力，其中不规范的抗病毒治疗是导致耐药性的重要原因。

根据HIV基因差异，将其分为HIV-1型和HIV-2型，两型间氨基酸序列的同源性为40%~60%。目前全球流行的主要是HIV-1（本方案中如无特别说明，HIV即指HIV-1）。

HIV-1可进一步分为不同的亚型，包括M亚型组（主要亚型组）、O亚型组和N亚型组，其中M组有A、B、C、D、E、F、G、H、I、J、K等11个亚型。此外，近年来发现多个流行重组型。HIV-2的生物学特性与HIV-1相似，但其传染性较低，引起的艾滋病临床进展较慢，症状较轻。

HIV-2型至少有A、B、C、D、E、F、G等7个亚型。我国以HIV-1为主要流行株，已发现的有A、B（欧美B）、Bc（泰国B）、C、D、E、F和G等8个亚型，还有不同流行重组型。

HIV通过各种途径进入机体后，病毒通过黏附、穿透细胞、复制等过程完成感染。此时检测抗HIV常呈阳性。蛋白条带会出现gp160、gp41、gp120、p17、p24、p55、p31、p51、p66。p55抗原分子是一种前体分子，在HIV感染早期出现并渐渐地分解成其他核蛋白。gp160是前体分子，在感染初期产生，然后分解成gp120和gp41。gp41蛋白分布在病毒包膜的内外层（跨膜糖蛋白），与HIV-1分型有关。gp41与gp160共同参与病毒与宿主细胞CD4分子变体的结合。在检测到gp160和p55时，说明病毒正在复制过程中。POL蛋白包括p66、p51和p31，POL蛋白位于病毒的核区内，与病毒核酸紧密相关联。病毒感染最初阶段，ENV（gp160）或GAG（p24）可单独出现，在感染初期30天，p24与gp160的强度大约会相等，当病毒感染2~3个月时，ENV和GAG标记物饱和，gp160在6个月时可饱和。随着时间的推移，病毒过了相对的停滞期，开始大量复制，这时出现典型蛋白条带。

当一个人最近处于血清学转型时期，很可能在测定时出现不典型的条带类型。处于低感染的人群，有可能出现“不确定”结果。有时“不确定”反应是由于HIV-2型的交叉反应所致，比如gp120、p60。有些与HIV-2型感染有交叉反应。个别HIV-1型感染也可出现。这是因为艾滋病的自然病种或其他的免疫缺陷所致。p24和p66的抗体会随着艾滋病的病程进展而降低。另外，患有恶性肿瘤的感染者和接受免疫抑制药物治疗的感染者也有可能不出现阳性反应。当出现“不确定”结果时，建议感染者3~6个月进行复检，或检测病毒核酸或p24抗原，以作为辅助诊断。

当p17出现时，常伴有p24出现，仅p17出现无临床意义。当单独出现p68、p56、p40、p34时，可排除HIV感染。对于反复冻融的血清，ELISA法检测抗HIV常呈阳性，同时胶体硒快速诊断也呈阳性，而WB呈阴性结果。

【HIV自愿咨询检测】

艾滋病自愿咨询检测（human immunodeficiency virus voluntary counseling & testing，HIV VCT）是指需要进行HIV检测的个体，经过咨询，在充分知情和保密的情况下，对是否做HIV检测自愿做出选择的过程。

1.需检测人群 ①HIV感染者和艾滋病患者的家属或密切接触者；②感染HIV的母亲所产新生儿；③有过无保护性行为者（尤其是无保护的婚外性行为、多性伴侣性行为、男男同性性行为等）；④与他人共用注射器吸毒的人员；⑤既往有偿卖血者（到非法采血点卖血）；⑥怀疑接受过不洁血液和血制品者；⑦使用过未经严格消毒的针具注射者；⑧有破损的皮肤、黏膜，不慎接触到被HIV污染的血液、体液者；⑨其他自愿接受艾滋病咨询检测的人员。

2.检测地点 自愿咨询检测门诊通常设在当地疾病预防控制中心、医院和妇幼保健院等地。提供初筛检测服务的自愿咨询检测机构名录，以及提供确证检测服务的确证实验室名录，可以在中国疾病预防控制中心性病艾滋病预防控制中心官网查询。

各地县级以上的医院与妇幼保健机构均可以提供HIV检测服务，大部分基层医疗机构也可承担该服务。同时，部分开展艾滋病预防活动的社会组织，例如“红丝带之家”也可提供检测。

当前，一些高校提供自助尿液检测包售卖机，可以通过购买自助检测包进行检测。这种售卖机隐藏在普通自动售货机中，外表看上去并无特别，但藏有一个投样箱，用于接收密封好的尿液样本，厂家派人收回后即可进行检测，返回结果。另外，也可在正规渠道购买艾滋病唾液检测试剂，在家中进行简易检测（不同试剂盒的检测方法不一，可参考说明书）。

需要注意的是，自行检测的结果可能有误，建议到自愿咨询检测门诊进行进一步确证检测。

任务三　抗核抗体（ANA）谱的检测——条带印迹法

条带印迹法（Line-blotting）是免疫印迹技术中的一种技术类型。通过将生化特性明确的纯化抗原或基因重组抗原平行印制到特定的尼龙薄膜上，以实现不同抗原分子在特定位置的包被。

【实验原理】

纯化抗原平行印制在尼龙薄膜的特定位置上。在第1次温育时，已稀释的患者样本与检测膜条温育。如果样本阳性，样本中特异性的抗体与相应的抗原位点结合。加入酶标记的抗人IgG进行第2次温育，在底物作用下最终产生可观察的颜色反应（图4–13）。

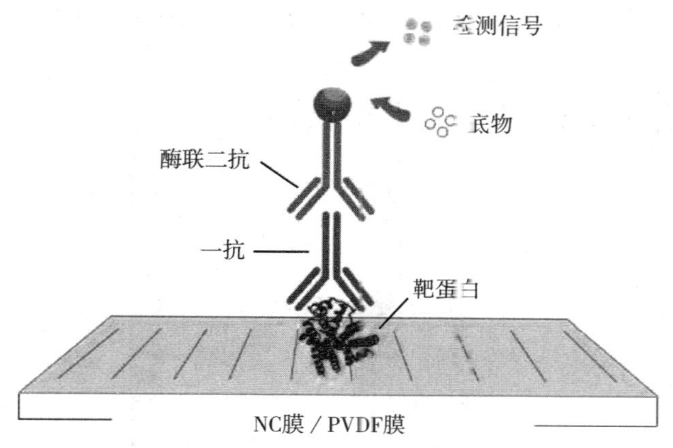

图 4–13　Western Blot 检测原理

【实验试剂与器材】

抗原膜条平行印制有多种纯化抗原的尼龙膜条；酶结合物碱性磷酸酶标记的羊抗人IgG；样本缓冲液、清洗缓冲液；色原底物NBT/BCIP（四唑硝基苯胺蓝/5–溴–4–氯啶–3–吲哚–磷酸盐）；温育槽、摇摆脱色摇床。

【操作方法】

1.预处理　取出所需的膜条，将其放入温育槽内，膜条上有编号的一面朝上。在温育槽中分别加入1.5ml样本缓冲液，于室温（18~25℃）在摇摆摇床上温育5分钟后，吸去温育槽中的液体。

2. 温育 在温育槽中分别加入1.5ml已稀释的血清样本，在摇摆摇床上室温（18~25℃）温育30分钟。

3. 清洗 吸去槽内液体，在摇床上用1.5ml清洗缓冲液清洗膜条3次，每次5分钟。

4. 温育 在温育槽中加入1.5ml稀释的碱性磷酸酶标记的抗人IgG，于摇床上室温（18~25℃）温育30分钟。

5. 清洗 吸去槽内液体，在摇床上用1.5ml清洗缓冲液清洗膜条3次，每次5分钟。

6. 温育 在温育槽中分别加入1.5ml底物液，于摇床上室温（18~25℃）温育1分钟。

7. 终止反应 吸去槽内液体，用蒸馏水清洗膜条3次，每次1分钟。

8. 结果判读 将检测膜条放置在结果判定模板中，室温晾干后判断结果。

【结果判断】

1. 目测判读 将温育后的膜条与结果判读模板进行比对，通过目测观察抗原包被位置的条带是否出现蓝黑/紫色的着色。若出现着色均匀、清晰可见的反应条带，则针对相应位置包被抗原的特异性抗体为阳性；若抗原包被位置未出现特异性的颜色反应，则结果判为阴性。结果判读如图4-14所示。

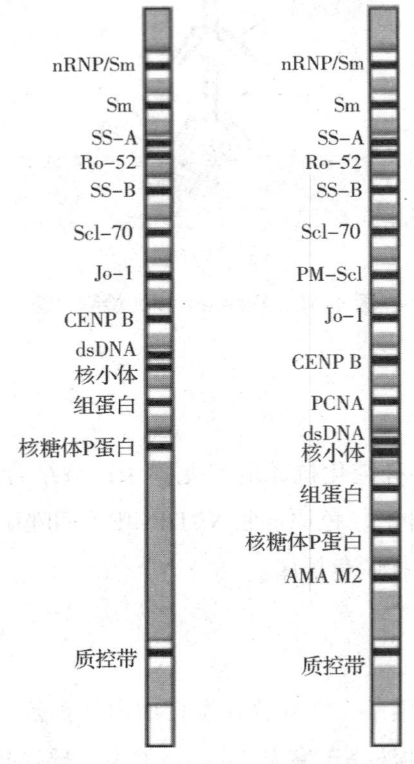

图4-14 条带印迹法检测抗核抗体谱

2.软件判读 借助普通平板式扫描仪将晾干的膜条整体图像扫描后传输到电脑，借助判读软件实现数字化的条带识别和结果判读。通过软件判读，不仅可以避免目测判读过程中可能出现的主观性，而且能够根据条带着色强弱将结果转化为EAST分级系统。

【注意事项】

（1）实验前，将试剂盒从冰箱中取出平衡到室温后再取出实验膜条包装。

（2）取膜条时应使用镊子夹取膜条带数字标号的一边（禁止触摸膜条反应区，避免损坏包被有抗原的膜条）。

（3）膜条取出后，将剩余膜条放回膜条包装袋，封好封口。

（4）所有温育反应均需在摇摆摇床上室温（18~25℃）反应。

（5）温育时间要求准确，尤其是底物温育时间，如果检测标本较多，建议根据标本量分段进行计时。如果底物反应时间延长，反应灵敏度有可能提高。

（6）底物温育结束后，用蒸馏水或去离子水清洗膜条后（不可使用自来水），务必用吸水纸将膜条上残留的液体轻轻吸净，空气中自然干燥15分钟以后再判读结果。

（7）只有观察到着色均匀、清晰可见的反应条带，方可判为阳性。

【思考题】

（1）简述本方法的原理。

（2）本方法的注意事项有哪些？

【任务反馈】

抗核抗体（ANA）谱的检测——条带印迹法操作自评表

评价项目	评价标准	分值	得分
物品的准备	物品准备是否充分	5	
荧光标记物准备	荧光标记物制备是否正确	5	
加样	是否完全覆盖标本孔	10	
第一次温育	温育时间、温度设置是否合理	10	
第一次洗涤	洗涤是否充分	10	
第二次温育	温育时间、温度设置是否合理	10	
第二次洗涤	洗涤是否充分	10	
封片	方法是否正确	10	
结果观察	能否熟练使用荧光显微镜、准确结果观察	20	

续表

评价项目	评价标准	分值	得分
职业素质	是否具有耐心和细心、团队协作精神	5	
生物安全意识	操作过程中是否具备生物安全意识	5	
合计		100	

练习题4

（王富英　孔　萍）

模块五　免疫荧光技术

免疫荧光技术又称荧光抗体技术，是标记免疫技术中发展最早的一种。它是在免疫学、生物化学和显微镜技术的基础上建立起来的一项技术。免疫荧光技术分为两大类：一类是荧光抗体染色，包括荧光免疫显微技术和流式荧光技术；另一类是荧光免疫测定。

项目一　荧光免疫显微技术

荧光免疫显微技术是以荧光显微镜为检测工具，用荧光素标记特异性抗体或抗体，检测固定组织细胞上的抗原或血清中的抗体，用于定性和定位检查。本试验以间接免疫荧光法检测呼吸道九项病原体为例。

呼吸道九项病原体检测是常见的临床测试之一，又称呼吸道病原体IgM抗体联合检测，是利用间接荧光免疫分析技术检测血清中9种常见呼吸道病原体的IgM抗体，分析判断是否存在急性感染。9种IgM抗体包括嗜肺军团菌血清1型IgM抗体，肺炎支原体IgM抗体，Q热立克次体IgM抗体，肺炎衣原体IgM抗体，腺病毒IgM抗体，呼吸道合胞病毒IgM抗体，甲型流感病毒IgM抗体，乙型流感病毒IgM抗体，副流感病毒1、2和3型IgM抗体。检测都是定性测试，因此正常值为负值。当检测结果显示某一病原体的IgM呈阳性时，表明该病原体可能存在感染，从而为临床治疗提供依据。

【实验原理】

间接免疫荧光试验是用特异性抗体与标本中相应抗原反应后，再用荧光素标记的第二抗体（抗抗体）与抗原–抗体复合物中第一抗体结合，洗涤后在荧光显微镜下观察特异性荧光，以检测未知抗原或抗体。

以甲型流感病毒IgM抗体检测为例，将待检血清与试剂盒内抗原片温育，如果待检血清中含有甲型流感病毒IgM抗体，则会形成抗原–抗体复合物。再加入荧光素标记的抗人抗体（二抗）与结合在抗原片上的甲型流感病毒IgM抗体反应，在荧光显微镜下可观察到抗原片上的荧光着染强度（图5–1）。

【实验试剂与器材】

呼吸道九项病原体检测试剂盒（间接免疫荧光法），含包被好的抗原片、阳性对照血清、阴性对照血清、缓冲液等；异硫氰酸荧光素（FITC）标记的抗人IgG；荧光显微镜、温箱、载玻片、盖玻片、微量加样器、试管、湿盒等。

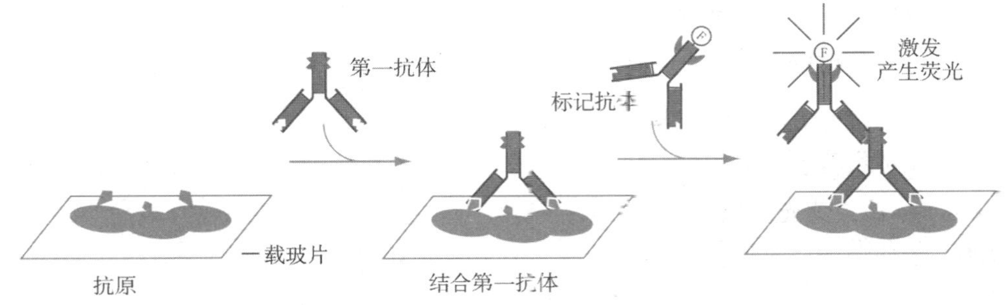

图 5-1　间接荧光免疫原理示意图

【操作方法】

（1）在抗原片上9个孔位依次加入待检血清50μl，平置于有盖的湿盒内，置37℃温箱温育30分钟。

（2）用PBS-Tween20缓冲液冲洗抗原片1秒，然后立即浸入装有PBS-Tween20缓冲液的玻璃缸中，振荡浸洗5分钟，反复漂洗3次。

（3）取出玻片，用滤纸吸去多余水分，每孔立即滴加适当稀释的荧光标记的抗体50μl，使其完全覆盖标本，置于有盖搪瓷盒内，温育30分钟。

（4）取玻片，置玻片架上，先用0.01mol/L、pH 7.4的PBS冲洗后，再按顺序过0.01mol，pH 7.4的PBS三缸浸泡，每缸3~5分钟，不时振荡。

（5）取出玻片，用滤纸吸去多余水分，但不使标本干燥，加一滴缓冲甘油，以盖玻片覆盖。

（6）立即用荧光显微镜观察。

【结果判断】

观察标本的特异性荧光强度，一般可用“+”表示（图5-2）。

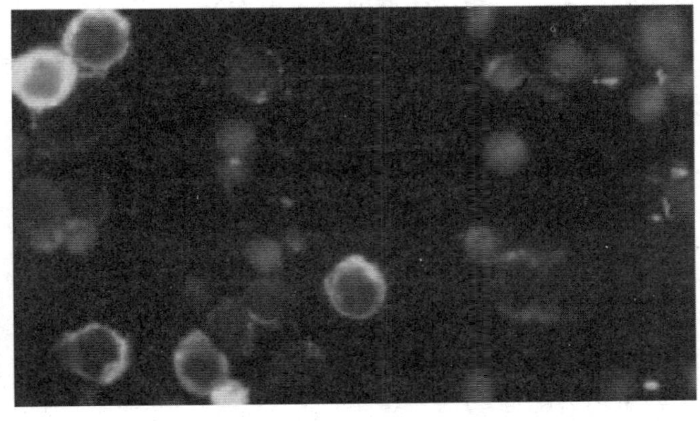

图 5-2　甲型流感病毒荧光检测图

"–"：无荧光。

"±"：极弱的可疑荧光。

"+"：荧光较弱，但清楚可见。

"++"：荧光明亮。

"+++~++++"：荧光闪亮。

待检标本特异性荧光染色强度达"++"以上，即可判定为阳性。

【结果报告】

结果报告方式如图5–3所示。

项目名称	结果	参考范围
呼吸道合胞病毒抗体（IIF）	阴性（–）	阴性（–）
甲型流感病毒抗体（IIF）	弱阳性（+）	阴性（–）
乙型流感病毒抗体（IIF）	阴性（–）	阴性（–）
嗜军团菌抗体（IIF）	阴性（–）	阴性（–）
肺炎支原体抗体（IIF）	弱阳性（+）	阴性（–）
Q热立克次体抗体（IIF）	阴性（–）	阴性（–）
肺炎衣原体抗体（IIF）	阴性（–）	阴性（–）
腺病毒抗体（IIF）	阴性（–）	阴性（–）
副流感病毒抗体（IIF）	阴性（–）	阴性（–）

注：检测仪器（方法）：IIF（间接免疫荧光法）
着色强度：阴性（–）0~5，可疑（+）6~10，弱阳性（+）11~25，阳性（++）26~50，强阳性（+++）>50

图5–3　呼吸道九项病原体检测结果报告示例

【注意事项】

（1）滴加的血清或荧光标记抗体应充分盖满抗原片，同时温育时不让其流失，否则将出现假阴性。

（2）每次冲洗抗原片时应彻底，以防止非特异性荧光的干扰。

（3）荧光受温度影响较大，封固后应低温避光保存。

（4）荧光染色后的片子应及时观察，不宜放置过久。一般室温下可放置1小时，4℃冰箱中可放置4小时。

（5）反应时应置于湿盒内，防止干燥。

（6）观察结果时应注意与非特异性荧光鉴别。后者大小不一、形态不一、边缘不整。

【思考题】

（1）简述本方法的原理。

（2）本方法的注意事项有哪些？

【任务反馈】

荧光免疫显微技术操作自评表

评价项目	评价标准	分值	得分
物品的准备	物品准备是否充分	5	
荧光标记物准备	荧光标记物制备正确	5	
加样	是否完全覆盖标本孔	10	
第一次温育	温育时间、温度设置是否合理	10	
第一次洗涤	洗涤是否充分	10	
第二次温育	温育时间、温度设置是否合理	10	
第二次洗涤	洗涤是否充分	10	
封片	方法是否正确	10	
结果观察	能否熟练使用荧光显微镜、准确结果观察	20	
职业素质	是否具有耐心和细心、团队协作精神	5	
生物安全意识	操作过程中是否具备生物安全意识	5	
合计		100	

【荧光显微镜简介】

与普通光学显微镜一样，荧光显微镜也有物镜、目镜、调焦装置、光源、聚光器、载物台、镜身等组成部分（图5–4）。所不同的是，荧光显微镜增加了激发光源和滤片系统，它投射到样品上的是特定波长的激发光而不是普通的可见光。在激发光的作用下，样品中的荧光物质产生发射光（荧光）。因此，荧光显微镜观察到的是样品中能产生荧光的部分所呈现的荧光，普通光学显微镜则是整个样品的可见光透射和折射影像。

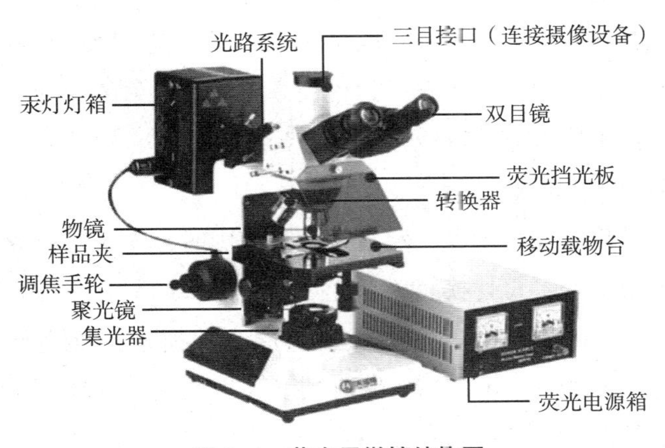

图 5–4　荧光显微镜结构图

1.光源系统　荧光显微镜带有高压和低压两个光源系统。低压光源与普通光学显微镜一样，在作为普通透射式显微镜观察时使用。高压光源就是激发光源，能提供大量激发光，在光的波长和强度方面均与普通显微镜的光源明显不同。激发光的波长范围一般在紫外光和蓝紫光部分，而且要求亮度很大，这样才能使样品产生足够亮度的荧光，因此需要使用高压光源，一般采用高压汞灯，也有用高压氙灯和高压汞-氙灯。高压光源有透射和落射两种方式的激发光路。透射光装置是将激发光透射穿过样品，透射穿过样品后的激发光和产生的荧光均进入物镜；落射光装置是将激发光落射于样品表面，形成的荧光和反射的激发光进入目镜。但是进入目镜的激发光较少，且能阻断滤片的吸收，可减少对观察者眼睛的损害。近年来生产的荧光显微镜多为落射式。

2.滤片系统 是荧光显微镜的重要组成部分，主要包括激发滤片和阻断滤片，其他还可有吸收热和紫外光的滤片以及各型中性滤片。各种滤光片可适应不同观察的需要，允许一定波长范围的光波透过，滤除其他不需要的光波。了解各种滤光片的性能，对于正确使用滤片、有效观察各种荧光物质的荧光是非常重要的。

（1）激发滤片 位于光源和显微镜之间的滤片滑板内，其作用是吸收可见光，允许一定波长的激发光（一般为紫外光或蓝紫光）通过，使得进入显微镜的只是激发光而没有其他干扰观察的光。各种荧光显微镜均配有一组激发滤片，可根据荧光物质的不同和观察需要，选用不同型号的滤色片。

（2）阻断滤片 又称吸收滤片。安装于物镜和目镜之间的光路中。它吸收视野内的激发光，允许荧光通过，从而获得清楚的荧光映像，保护观察者的眼睛。阻断滤片与激发滤片常成组配套安装在光路中，选择某一型号的激发滤片将其推入光路中，则相应的阻断滤片亦同时进入光路，使用起来很方便。

（3）吸热滤片 安装于光源附近，主要吸收波长在650nm以上的红光，可避免高压光源发射的大量红光所产生的热给观察带来的影响。

（4）各型中性滤片 可不同程度地吸收可见光，减弱光强度。与吸热和吸紫外光滤片合用，安装于光源和显微镜之间的光路上，可使高压光源发射的光变成普通光，将之作为普通光源使用，进行普通显微镜的观察。

荧光显微镜光路图如图5-5所示。

3.荧光显微镜的使用及注意事项 荧光显微镜使用时，一般先用普通的低压光源观察样品，确定了观察的部位后，再切换至激发光观察荧光，如配有照相装置还可进行显微摄影。操作过程中应注意防护紫外光对人体尤其是眼睛的损害。激发光源使用时间以每次1~2小时以内为宜，如超过90分钟，高压汞灯的发光强度逐渐下降，荧光减弱。样品经激发光照射时间过长会导致荧光淬灭，一般15分钟后荧光也明显减弱。

汞灯需预热10分钟左右达稳定状态后，再进行操作。汞灯开启后15分钟内不可关闭，一经关闭，需待汞灯完全冷却后方能再开启，且严禁频繁开关，否则会大大缩短汞灯的寿命。因此，在使用激发光与可见光观察之间转换或暂停观察时，可拉动阻光光帘阻挡光线，不需要开关汞灯。

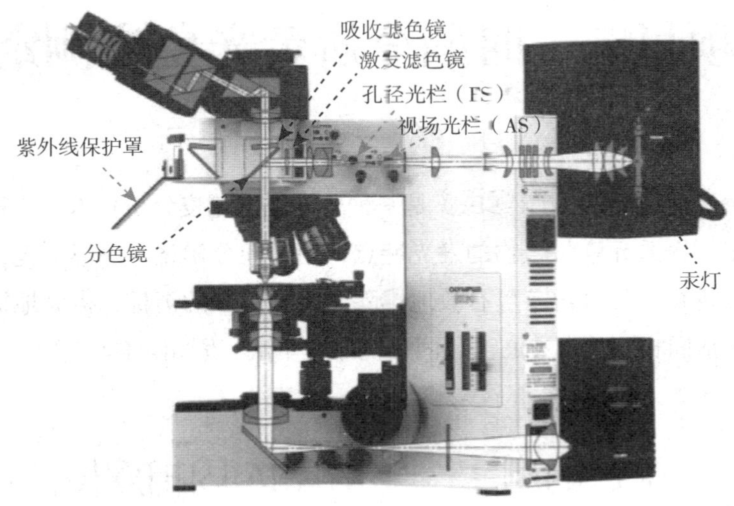

图 5–5　荧光显微镜光路图

项目二　时间分辨荧光免疫测定

时间分辨荧光免疫测定（TR-FIA）是一种非同位素免疫分析技术，它用镧系元素标记抗原或抗体，根据镧系元素螯合物的发光特点，用时间分辨技术测量荧光，同时检测波长和时间两个参数进行信号分辨，可有效地排除非特异荧光的干扰，极大地提高了分析灵敏度。技术类型包括固相双位点夹心法、固相抗原竞争法、固相抗体竞争法。

任务一　AFP的测定——TR-FIA固相双位点夹心法

【实验原理】

固相双位点夹心法是使用针对抗原不同决定簇的两种特异性抗体，一种包被在固相上，另一种用Eu^{3+}标记。标准品或待测抗原先与固相抗体反应，洗涤后再加入Eu^{3+}标记的抗体，再次温育，形成固相抗体－抗原－Eu^{3+}标记抗体复合物，充分洗涤后加入增强液，测定荧光强度，所测得的荧光强度与待测抗原浓度成正比（图5-6）。

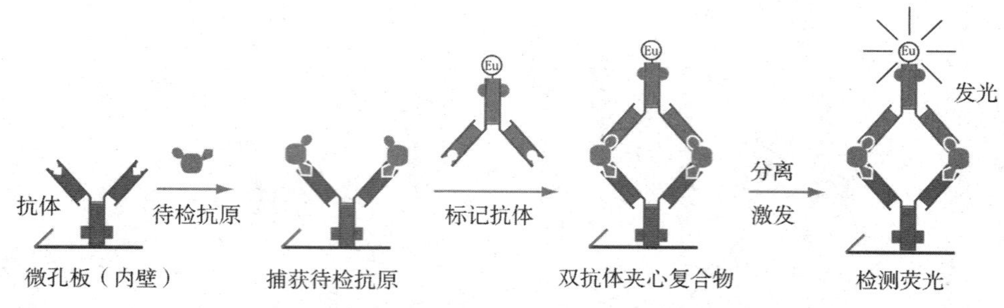

图5-6　TR-FIA固相双位点夹心法原理示意图

【实验试剂与器材】

时间分辨荧光分析仪，TR-FIA固相双位点夹心法甲胎蛋白（AFP）试剂盒（含标准品、示踪剂储存液、微滴定板条、缓冲液、增强液等），微量加样器，振荡器等。

【操作方法】

（1）校准品配制。

（2）稀释荧光标记抗体：使用前1小时准备，按说明书操作。

（3）取出试剂盒中的已包被抗人AFP多克隆抗体的聚苯乙烯微量滴定条，每孔加入Eu^{3+}标记的抗体200μl，再加入不同浓度的AFP标准品和待测血清，每孔25μl。

（4）室温下温育2.5小时，并用混合器低速振荡。

（5）温育结束后，用洗板机洗涤。

（6）每孔加入增强液200μl，快速振荡15分钟，放置15分钟后在时间分辨荧光分析仪上测量，从编制程序直接得出待测血清中AFP浓度。

【结果判断】

根据荧光数值大小，依据标准浓度所拟合出的曲线来确定AFP的浓度（U/ml）。

【注意事项】

（1）由于EDTA、枸橼酸盐会与Eu^{3+}发生螯合反应，因此不能使用含有这些物质的血浆，但可以以肝素作为抗凝血浆。溶血（血红蛋白≤5g/L）、脂血症（≤5g/L）和黄疸（胆红素≤500μmo/L）样品不影响测定。

（2）操作过程中的任何改变都可能对结果产生影响。

（3）在开始标准标本前试剂应该恢复到室温（20~25℃）。将冷冻保存的患者标本缓慢恢复到室温并轻轻摇匀，不要剧烈振荡或混合患者样品。

（4）试剂盒内的试剂作为一个整体使用。不要将不同批号的试剂混用，也不要用过期试剂。

【思考题】

（1）简述本方法的原理。

（2）简述本方法的临床应用。

【任务反馈】

AFP的测定——TR-FIA固相双位点夹心法操作自评表

评价项目	评价标准	分值	得分
物品的准备	物品准备是否充分	5	
校准品配制	校准品配制是否正确	5	

续表

评价项目	评价标准	分值	得分
稀释荧光标记抗体	标记抗体稀释是否正确	10	
加样	加样顺序、加样量是否准确	10	
孵育	孵育时间、温度设置是否合理	10	
洗板	使用洗板机是否正确	10	
加增强液	加样是否准确	10	
上机检测	程序设置、检测方法是否正确	10	
结果判断	能否熟练计算结果	20	
职业素质	是否具有耐心和细心、团队协作精神	5	
生物安全意识	操作过程中是否具备生物安全意识	5	
合计		100	

任务二　血清地高辛浓度的测定——荧光偏振免疫测定

荧光偏振免疫测定是一种均相荧光标记免疫分析技术，依据荧光标记抗原和其抗原抗体结合物之间荧光偏振程度的差异，可用竞争性方法直接测量溶液中小分子的含量，主要用于测定小分子药物，如丙戊酸、地高辛等。本试验以荧光偏振免疫测定检测血清地高辛为例。

地高辛是临床治疗充血性心力衰竭的常用药物，疗效较佳。但因其毒副作用大，安全范围窄，药动学、药效学个体差异大，且有治疗剂量与中毒剂量在一定程度上相互重叠的药动学特性，易发生中毒反应。因此，地高辛是临床上需要做血药浓度监测的主要药物之一。在临床治疗过程中及时监测地高辛的血药浓度是调整给药方案，维持有效血药浓度，预防药物中毒的主要方法。对研究地高辛血药浓度监测方法有很强的现实意义。

【实验原理】

样品中地高辛、荧光素标记地高辛与限定量地高辛抗体发生竞争性结合反应，当荧光素标记地高辛与地高辛抗体量恒定时，反应平衡后结合状态的荧光素标记的地高辛与待测标本中地高辛量成反比。经激发光作用下发射出的荧光经过偏振仪形成偏振光，用光学系统测定偏振荧光的强度。根据标准曲线即可测定标本中地高辛的量。样本含抗原，竞争后偏振荧光弱；样本不含抗原，竞争后偏振荧光强（图5-7）。

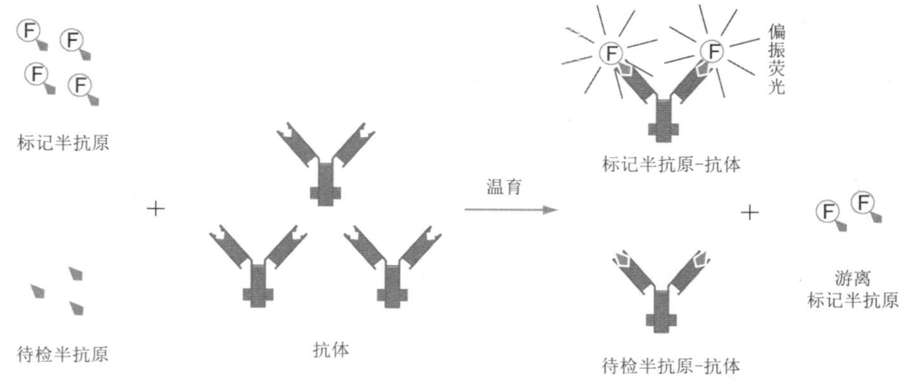

图 5-7 荧光偏振免疫测定原理示意图

【实验试剂与器材】

1.仪器 AxSym发光免疫分析仪。

2.试剂 AxSym地高辛测定试剂盒，组分：①试剂瓶1：羊多克隆地高辛抗体、磷酸盐缓冲液、蛋白稳定剂、叠氮钠。②试剂瓶2预处理液：含表面活性剂的TRIS缓冲液，叠氮钠。③试剂瓶3：荧光素标记的地高辛、含表面活性剂的TRIS缓冲液、叠氮钠。

3.其他试剂与用品 探针清洗液：220ml/瓶，含2%羟化四乙胺。4号液：line稀释液，含0.1M磷酸盐缓冲液、叠氮钠和抗生素。RV杯、一次性使用样品杯等。

【操作方法】

1.制作标准曲线 更换试剂批号或出现质控漂移时、仪器进行全面保养后，或仪器的重要零件更换后，需对该批试剂所用标准曲线进行一次校准。

（1）校准品。

（2）校准类型和校准点数目 非线性模式，仪器根据校准曲线卡片数据，自动建立校准曲线。

2.标本检测步骤 装载试剂→进行校准→进行质控→输入标本检测项目→加载标本→标本测定→结果复核→报告。具体操作步骤参照AxSym型自动免疫分析仪标准操作规程。

【结果判断】

（1）仪器根据校准曲线自动给出每个标本测定结果。报告单位：ng/ml。

（2）地高辛治疗安全浓度参考区间：0.5~2.0ng/ml，确定使用浓度应视病情、服药时间及个人差异等具体情况，用于临床时必须结合其他临床评估资料及诊断手段。

【注意事项】

（1）标本前处理：离心后上清液倒出来不够澄清，夹杂新鲜血块，可适当延长振摇时间。

定量进样器的取样速度、排样速度都不宜过快，否则可影响取样的准确性。上机前有气泡，可用枪头捅破或吸去。

（2）试剂换新批号时质控数据波动较大，必须重新做标准曲线；结果显示高值为患者样本浓度超出检测限，可用标准品的0值手工稀释后进行测定。

（3）仪器的日常保养与维护也很重要。

【思考题】

（1）简述本方法检测血清地高辛的原理。

（2）本方法检测血清地高辛的方法学性能指标有哪些？

【任务反馈】

血清地高辛浓度的测定——荧光偏振免疫测定操作自评表

评价项目	评价标准	分值	得分
物品的准备	物品准备是否充分	5	
校准品配制	校准品配制是否正确	5	
制作标准曲线	标记抗体稀释是否正确	10	
标本检测程序设定	能否熟练使用仪器	10	
装载试剂	试剂装载是否准确	10	
校准	校准是否正确	10	
质控	质控是否准确	10	
上机检测	样本加载、检测方法是否正确	10	
结果判断	能否熟练计算结果	10	
结果报告	是否准确报告结果	10	
职业素质	是否具有耐心和细心、团队协作精神	5	
生物安全意识	操作过程中是否具备生物安全意识	5	
合计		100	

【荧光偏振免疫分析系统简介】

1.基本原理 利用荧光物质在溶液中被单一平面的偏振光（波长485nm）照射后可吸收光能进入激发态，在回复基态后可产生另一单一平面的偏振发射荧光（波长525m），该荧光强度与荧光标记物质在溶液中旋转的速度与分子大小成反比。主要用于测定小分子药物。待测小分子抗原和荧光素标记的小分子抗原竞争结合相应特异性抗体。当待测小分子抗原浓度高时，大部分抗体与之结合。而荧光素标记的小分子抗原处于游离状态，因其分子小，在液相中旋转的速度较快，从而测得的荧光偏振强度也较低。通过标准曲线经计算机系统换算可得待测小分子抗原的浓度。

常见仪器有AxSYM高效能全自动免疫分析仪、TDx药物浓度发光监测仪等。

2.基本技术流程　下面以AxSyM高效能全自动免疫分析仪为例介绍荧光偏振免疫分析系统的技术流程。

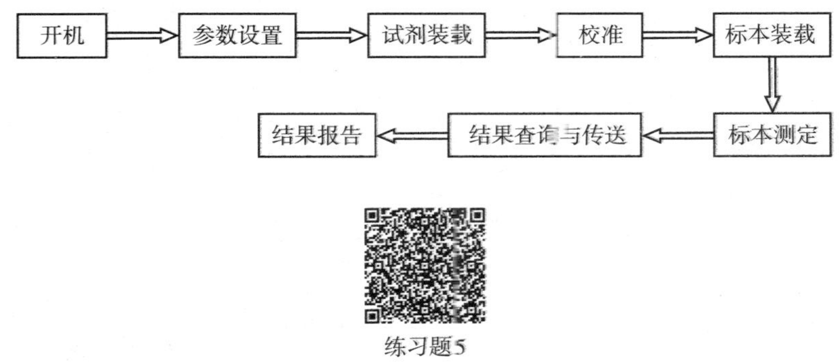

练习题5

（孔　萍　王富英）

模块六　放射免疫技术

放射免疫技术是以放射性核素为示踪物的标记免疫分析技术。该技术将放射性核素分析的高灵敏性与抗原-抗体反应的高特异性结合在一起，常用于定量测定受检样本中的微量物质。其技术类型包括放射免疫测定和免疫放射测定。

项目一　放射免疫测定

放射免疫测定（RIA）是以放射性核素标记抗原和待测抗原竞争结合一定量的特异性抗体，从而测定待测抗原含量的一种竞争性免疫学方法（图6-1）。本试验以检测人血清中总三碘甲状腺原氨酸（T_3）为例。

甲状腺是人体主要分泌激素的腺体之一，能分泌甲状腺素（T_4）和三碘甲状腺原氨酸（T_3）。血液循环系统甲状腺激素的水平常常反映甲状腺的功能。测定血清总T_3含量，对甲状腺功能检查具有重要意义。

【实验原理】

应用均相竞争原理（图6-1），标准品或样品中的T_3和加入的$^{125}I-T_3$共同与一定量的特异性抗体产生竞争性免疫结合反应。如图6-2所示，Ag*和Ag具有等同的与Ab结合能力。Ab限量，Ag*定量，Ag*和Ag的量大于Ab结合位点，二者通过竞争方式与Ab结合；随着Ag增加，Ag*与Ab结合形成Ag*Ab复合物的放射量降低，二者变化成函数关系。$^{125}I-T_3$与抗体的结合量，与标准品或样品中的T_3的含量成一定的函数关系。用免疫分离试剂（PR）将结合部分（B）与游离部分（F）分离后，测定结合部分的放射性强度，并计算相应结合率B/B_0（图6-2）。用已知T_3标准含量与对应结合率作图，即得标准曲线。从标准曲线上查询对应结合率的待测样品中T_3的含量。

$$\begin{array}{c} Ag^{*} + Ab \rightleftharpoons Ag^{*}Ab \\ + \\ Ag \\ \upharpoonleft\downharpoonright \\ AgAb \end{array}$$

图6-1

【实验试剂与器材】

待测血清、T_3标准品、$^{125}I-T_3$；羊抗-人T_3抗体、T_3驴抗羊免疫分离剂、T_3质控血清；试管、微量加样器、水浴箱、离心机、γ-计数仪等。

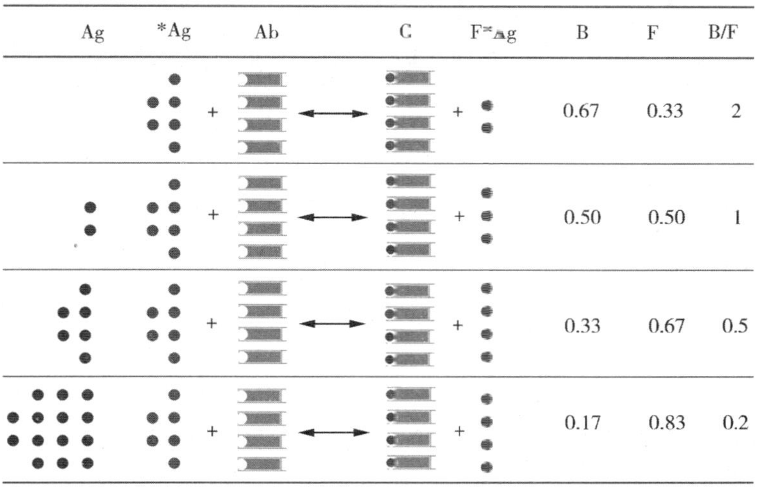

Ag	*Ag	Ab	C	F*Ag	B	F	B/F
					0.67	0.33	2
					0.50	0.50	1
					0.33	0.67	0.5
					0.17	0.83	0.2

图 6-2　RIA 反应原理示意图

【操作方法】

（1）取静脉血分离血清。

（2）取出试剂盒在室温平衡30分钟。

（3）T_3标准品的配制：将标准品分别准确地加入蒸馏水溶解，其中“0”标准用1.0ml蒸馏水溶解，其他标准用0.5ml蒸馏水溶解，溶解15分钟，摇匀后使用。溶解后其浓度分别为0、0.5、1.0、2.0、4.0、8.0ng/ml。

（4）T_3质控血清：每瓶加入0.5ml蒸馏水，轻轻摇匀，静置10分钟后使用。

（5）取试管若干进行编号：总T、NSB、S_0~S_5、待测样品管，然后用微量加样器按表6-1加样。

表 6-1　放射免疫测定的操作程序（单位：μl）

试剂	总T管	NSB管	S_0管	S_0~S_5	样品管
标准品					
T_3标准品S_0	–	50	50	–	–
标准品S_0~S_5	–	–	–	50	–
待测样品					
T_3质控血清	–	–	–	–	50
^{125}I-T_3	200	200	200	200	200
蒸馏水	–	100	–	–	–
羊抗-T_3抗体	–	–	100	100	100

续表

试剂	总T管	NSB管	S_0管	S_0~S_5	样品管
充分摇匀，37℃水浴1小时					
T_3驴抗羊免疫分离剂	–	500	500	500	500
充分摇匀，室温放置15分钟，3500r/min离心15分钟，吸弃上清液，在γ–计数仪上进行各沉淀管的放射性计数					

（6）数据处理

1）自动数据处理：如图6–3所示。

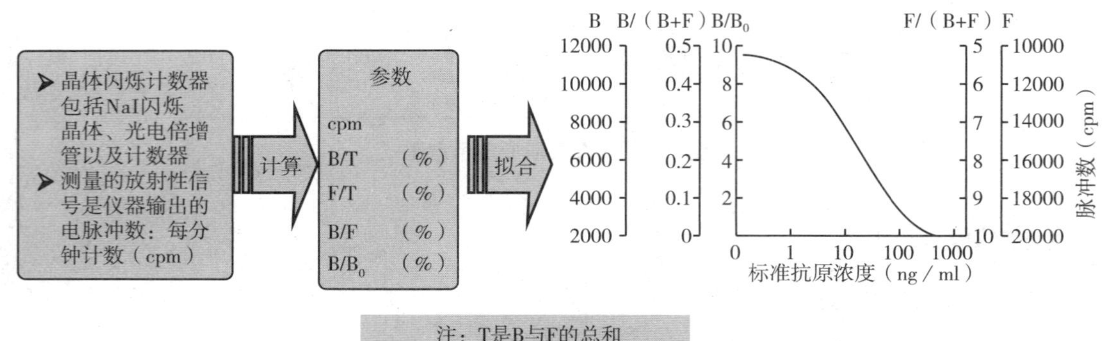

注：T是B与F的总和

图6–3 RIA测定流程图

a.选择γ–计数仪上的放免程序，进行以下参数设置：总T、NSB、S_0~S_5以及样品管等管号；曲线拟合方式选择四参数法、线性内插法等；标准品浓度的设置及输入；测定时间设置60秒。

b.各参数设置后，应按其放免程序要求将各测定管放入测量架上，按次序依次测量。

c.测量结束后，γ–计数仪上所带电脑或单片机会自动处理数据，并按操作者所设置的要求从打印机上输出待测人血清T_3浓度值。

2）手工作图

a.百分结合率计算：设S_0管计数为B_0，各标准管或样品管计数为B，非特异性管计数为NSB，则百分结合率计算公式如下：

$$B/B_0=(B-NSB)/(B_0-NSB)\times 100\%$$

b.logit计算：各标准管或样品管的logit值计算公式如下：

$$logit=\ln[(B/B_0)/(1-B/B_0)]$$

c.手工作图以标准浓度取log值为横坐标，对应的logit值为纵坐标，在普通坐标纸上或以标准浓度为横坐标，对应的B/B_0为纵坐标在log–logit坐标纸上画出标准曲线（理想化时是一条直线）。根据待测样品的B/B_0可以从坐标纸上查出样品的浓度值（图6–4）。

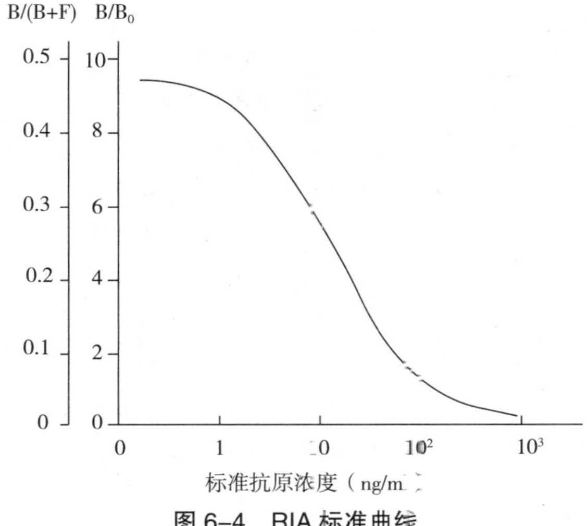

图 6-4 RIA 标准曲线

【结果判断】

按上述公式计算待检样品的logit值，从标准曲线上查知相应的T_3含量。

【注意事项】

（1）样品和试剂从冰箱取出后，应在室温（18~25℃）平衡1小时。

（2）$^{125}I-T_3$溶液应避光保存。

（3）所有试剂均应摇匀后使用。

（4）使用微量加样器手工加样时，吸取不同试剂应更换吸头，加样量应准确。

（5）吸弃上清液时，注意不得损失沉淀物，否则将明显影响测定结果。

（6）不同试剂盒或不同月份的同种试剂盒的组分不得混用。

【思考题】

（1）简述本方法的原理。

（2）简述本方法的临床应用。

（3）本方法的注意事项有哪些？

【任务反馈】

放射免疫测定操作自评表

评价项目	评价标准	分值	得分
物品的准备	物品准备是否充分	5	
校准品配制	校准品配制是否正确	5	

续表

评价项目	评价标准	分值	得分
质控品配制	质控品配制是否正确	10	
分离血清	分离血清是否正确	10	
加样	加样顺序、加样量是否准确	10	
水浴	水浴时间、温度设置是否合理	10	
离心	离心转数、时间设置是否合理	10	
上机检测	程序设置、检测方法是否正确	20	
结果判断、报告	能否熟练计算、报告结果	10	
职业素质	是否具有耐心和细心、团队协作精神	5	
生物安全意识	操作过程中是否具备生物安全意识	5	
合计		100	

项目二　免疫放射测定

免疫放射测定（IRMA）是以放射性核素标记抗体与待测抗原发生非竞争性结合反应，从而测定待测抗原含量的一种非竞争性免疫学方法（图6-5）。常用的有一步法和两步法。一步法以检测人血清铁蛋白（SF）为例，两步法以检测糖类抗原125（CA-125）为例。

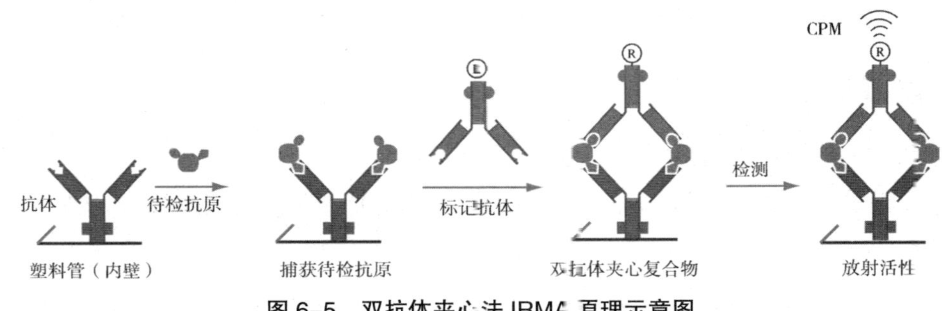

图6-5　双抗体夹心法IRMA原理示意图

任务一　人血清铁蛋白（SF）的测定——IRMA一步法

人血清铁蛋白是人体含铁量最丰富的一种蛋白质。测定人血清铁蛋白的含量，是检查体内铁缺乏的最灵敏的指标。通过测定人血清铁蛋白的含量诊断铁和铁负荷过度，有助于缺铁性贫血和铁利用障碍性贫血的鉴别。

【实验原理】

应用两种对应于人血清铁蛋白（SF）不同表位的高亲和力和高特异性的单克隆抗体，将其中一种抗体吸附包被在聚苯乙烯试管上，另一种抗体用^{125}I进行标记。反应后形成固相抗体-SF-标记抗体的夹心结构，通过洗涤去除未结合的标记抗体，然后测定结合的标记抗体的放射性。这种夹心结构的放射性与样本中SF的含量成一定的比例关系。通过事先标定的SF标准品可以做出标准曲线，从标准曲线上查出待测血清中SF的含量（图6-6）。

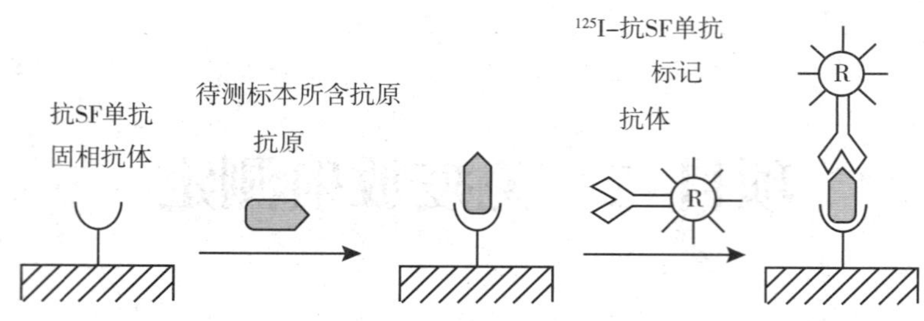

图 6-6 IRMA 测定 SF 原理示意图

【实验试剂与器材】

待测样品；SF标准品，浓度分别为（S_0~S_5）：0、5、15、50、150、500ng/ml；包被管、^{125}I-抗SF单克隆抗体、浓缩洗涤液、质控血清；微量加样器、水浴箱、γ-计数仪等。

【操作方法】

（1）取出试剂盒在室温平衡30分钟。

（2）取试管若干进行编号：S_0~S_5、QC（质控血清）、U（待测样品管），然后用微量加样器按表6-2加样。

表 6-2 免疫放射测定（一步法）的操作程序（单位：μl）

试剂	S_0~S_5管	QC	U
标准品	20	-	-
质控血清	-	20	-
待测样品	-	-	20
^{125}I-抗SF抗体	100	100	100

摇匀后，37℃水溶1小时。吸弃反应液，用稀释后的洗涤液包被管2次，每次2ml，每次洗涤后要吸干净液体。置γ-计数仪上测量试管cpm。

（3）数据处理

1）自动数据处理

a.选择γ-计数仪上的免疫放射程序，进行以下参数设置：S_0~S_5、QC以及U等管号；结合率方式选择B/B_m（B_m为最高标准管的cpm值）；曲线拟合方式选择四参数法、线性内插法等；标准品浓度的设置及输入；测定时间设置60秒。

b.各参数设置后，应按免疫放射程序要求将各测定管放于测量架上，按次序依次测量。

c.测量结束后，γ-计数仪上所带电脑或单片机会自动处理数据，并按操作者所设置的要求从打印机上输出待测人血清铁蛋白浓度值。

2）B/B_m与SF浓度作图法

a.以下列公式计算B/B_m

B/B_m=（标准品/样品cpm－零标准cpm）/（最高标准点cpm－零标准cpm）

b.以各标准点的B/B_m为纵坐标，以SF标准品的浓度为横坐标，在坐标纸上绘出标准曲线。

【结果判断】

按上述公式计算待检样品管的B/B_m，在标准曲线上求出相应SF浓度。正常值：男性为12~245ng/ml，女性为5~130ng/ml。

【注意事项】

（1）样品和试剂从冰箱取出后，应在室温（18~25℃）平衡1小时。

（2）样本应尽早检测，如在1周内检测应于2~8℃储存，1周以上检测要置于－20℃保存，冷冻样本使用前应放置在室温中自然融化并轻轻摇匀。若样本有絮状沉淀，需先离心，取上清液进行检测。

（3）每次样本测定都必须同时带有标准系列，各标准管应做双管加样，以确保曲线的可靠性。每个样本用一个吸头，避免交叉污染。

（4）加放射性标记物要准确加至包被管底部，否则可能使假阳性升高。

【思考题】

（1）简述本方法的原理。

（2）简述本方法的优点。

（3）简述本方法的临床应用。

【任务反馈】

人血清铁蛋白（SF）的测定——IRMA一步法操作自评表

评价项目	评价标准	分值	得分
物品的准备	物品准备是否充分	5	
校准品配制	校准品配制是否正确	5	
质控品配制	质控品配制是否正确	10	
分离血清	分离血清是否正确	10	
加样	加样顺序、加样量是否准确	10	

续表

评价项目	评价标准	分值	得分
水浴	水浴时间、温度设置是否合理	10	
洗涤	洗涤次数、方法是否正确	10	
上机检测	程序设置、检测方法是否正确	20	
结果判断、报告	能否熟练计算、报告结果	10	
职业素质	是否具有耐心和细心、团队协作精神	5	
生物安全意识	操作过程中是否具备生物安全意识	5	
合计		100	

任务二　糖类抗原125（CA-125）的测定——IRMA两步法

糖类抗原125（CA-125）是一种大分子量糖蛋白络合物载着与腹腔上皮癌有关的抗原，该抗原对卵巢癌（特别是非黏液性癌）高度敏感，该抗原也在胚胎组织中存在。该结果一般不用于卵巢癌的筛选，但在卵巢癌的辅助诊断、疗效评价、癌症复发和转移的早期检查、手术指标、康复患者的长期跟踪方面具有重要意义。

【实验原理】

应用对应于CA-125相同表位的高亲和力和高特异性的单克隆抗体，首先将未标记的该抗体吸附包被在聚苯乙烯试管上，测定时加入抗原充分反应后，洗涤，再加入用^{125}I标记的抗体（^{125}I-抗体），反应后形成固相抗体-CA-125-标记抗体的夹心结构，通过洗涤去除未结合的标记抗体，然后测定结合的标记抗体的放射性。这种夹心结构的放射性与样本中CA-125的含量成一定的比例关系。经过事先标定的CA-125标准品可以做出标准曲线，从标准曲线上查出待测血清中CA-125的含量（图6-7）。

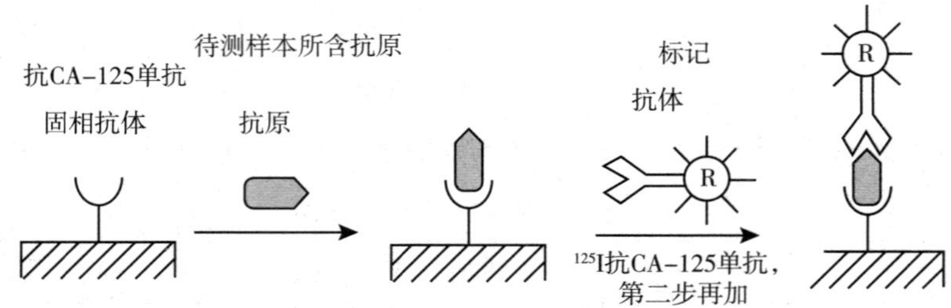

图6-7　CA-125测定原理示意图

【实验试剂与器材】

待测样品；CA–125标准品；包被管（抗CA–125单抗包被）、^{125}I–抗CA–125单克隆抗体、浓缩洗涤液、质控血清；微量加样器、水浴箱、γ–计数仪等。

【操作方法】

（1）取出试剂盒在室温平衡30分钟。

（2）取试管若干进行编号：S_0~S_5、QC（质控血清）、U（待测样品管），然后用微量加样器按表6–3加样。

表6–3　免疫放射测定（两步法）的操作程序（单位：μl）

试剂	总T管（普通管）	S_0~S_5管	QC	U
标准品	–	100	–	–
质控血清	–	–	100	–
待测样品	–	–	–	100
缓冲液	50	50	50	50
洗涤液	室温振荡2小时（400r/min）吸弃上清液后，用洗涤液洗2次（每次2ml）后倒置晾干			
^{125}I–抗体	100	100	100	100
洗涤液	吸弃上清液后，用洗涤液洗2次（每次2ml）后倒置晾干置γ–计数仪上测量试管CPM，计数1分钟			

（3）数据处理

1）自动数据处理

a.选择γ–计数仪上的免疫放射程序，进行以下参数设置：S_0~S_5、QC以及U等管号；曲线拟合方式选择四参数法、线性内插法等；标准品浓度的设置及输入；测定时间设置60秒。

b.各参数设置后，应按其免疫放射程序要求将各测定管放于测量架上，按次序依次测量。

c.测量结束后，γ–计数仪上所带电脑或单片机会自动处理数据，并按操作者所设置的要求从打印机上输出待测人血清CA–125浓度值。

2）B/T与CA–125浓度作图法：以标准品浓度为横坐标，以B/T为纵坐标，在坐标纸上画出标准曲线。

【结果判断】

计算待检样品管的B/T，在标准曲线上求出相应CA–125的浓度。正常参考区间应低于35U/ml。

【注意事项】

（1）样品和试剂从冰箱取出后，应在室温（18~25℃）平衡1小时。

（2）样本应尽早检测，如在1周内检测应于2~8℃储存，1周以上检测要置于-20℃保存，冷冻样本使用前需放置在室温中自然融化并轻轻摇匀。若样本有絮状沉淀，需先离心，取上清液进行检测。应避免反复冻融。

（3）每次样本测定都必须同时带有标准系列，各标准管应做双管加样，以确保曲线的可靠性。每个样本用一个吸头，避免交叉污染。

（4）如果样品值偏高，可以用“0”标准稀释测定。

【思考题】

（1）一步法和两步法操作上有哪些区别？

（2）简述本方法的优势。

【任务反馈】

糖类抗原125（CA-125）的测定——IRMA两步法操作自评表

评价项目	评价标准	分值	得分
物品的准备	物品准备是否充分	5	
校准品配制	校准品配制是否正确	5	
质控品配制	质控品配制是否正确	5	
分离血清	分离血清是否正确	5	
加样	加样顺序、加样量是否准确	10	
室温振荡2小时	振荡时间设置是否合理	10	
洗涤	洗涤次数、方法是否正确	10	
加^{125}I-抗体	加样量是否准确	5	
洗涤	洗涤次数、方法是否正确	5	
上机检测	程序设置、检测方法是否正确	20	
结果判断、报告	能否熟练计算、报告结果	10	
职业素质	是否具有耐心和细心、团队协作精神	5	
生物安全意识	操作过程中是否具备生物安全意识	5	
合计		100	

【液体闪烁计数仪简介】

1.仪器原理 依据射线与物质相互作用产生荧光效应。首先是闪烁溶剂分子吸收射线能量成为激发态，回到基态时将能量传递给闪烁体分子，闪烁体分子由激发态回到基态时，发出荧光光子。荧光光子被光电倍增管（PM）接收转换为光电子，再经倍增，在PM阳极上收集到好多光电子，以脉冲信号形式输送出去。将信号符合、放大、分析、显示，表示出样品液中放射性强弱与大小。

2.主要功能 液体闪烁计数器虽以测定低能β放射性核素为主，但近几年来，随着核技术应用领域的不断拓展，还开发出许多其他领域的测试功能。该仪器一次可测300个样，自动换样、显示、打印，有三个计数道，对^{3}H计数效率大于60%，^{14}C计数效率大于95%。

（1）常用放射性核素测定 液闪计数器可用于^{3}H、^{14}C、^{32}P、^{33}P、^{35}S、^{45}Ca、^{55}Fe、^{36}Cl、^{86}Rb、^{65}Zn、^{90}Sr、^{203}Hg等含有放射性核素动植物、微生物和非生物样品的测定。

（2）H number法猝灭校正 在测定样品放射性的同时，测出H#数值，可以直观地判断出该样品的猝灭程度。

（3）两相检测 用于检测含水放射性样品与闪烁液的分相问题，以避免由此引起的计数效率下降。

（4）自动猝灭补偿（AQC） 通过最佳的窗口等条件设置，以期使猝灭样品达到较高的计数效率。

（5）随机符合监测（RCM） 可用于监测制样过程中化学发光引起的单光子事件的假计数，可以从测定结果中扣除。

（6）能谱寻找与分析功能 可对未知核素的β能谱定位与分布做出可靠准确的测量，为道宽设置提供依据。

（7）单光子监测（SPM） 可用于生物发光与生物中单光子事件的测定。

（8）半衰期校正对于短半衰期核素可校正出放射性强度与时间的关系，给出现存放射性强度的量。

（9）双标与三标记测定 通过设置不同道宽等条件，测定同一个样品中的双标记或三标记放射性，可区分出各个标记的放射性强度。

3.主要应用 液体闪烁计数器主要用于探测一些低能β核素示踪原子的放射性样品，已广泛地应用于工业、农业、生物医学、分子生物学、环境科学、考古与地质构造等领域科研工作中的核素示踪与核辐射测量。主要包括以下几个方面。

（1）细胞与分子生物学 主要利用^{3}H、^{14}C、^{32}P等放射性核素进行体内或体外标记，研究细胞生物体内核酸、蛋白质等生物大分子的合成与降解代谢及其转化途径。尤其在核酸分子标记及分子杂交、探针制备等方面应用更为广泛。

（2）生物医学 利用放射免疫分析技术测定动物或人体内激素等微量活性物质，研究动物和人体内分泌和其他生理代谢行为。

（3）动植物营养 通过对大量或微量元素标记测定，研究动物、植物对营养元素、矿质元素的吸收利用率、生理代谢及其缺乏症，为研究防治对策提供依据。

（4）环境科学　利用标记示踪原子，研究有毒有害物质在环境体系的行为、去向和污染程度，包括对重金属和农药等污染研究，以及在环境中水体、大气、土壤、居室内放射性天然背景值的监测。

（5）生物体中发光测定　利用单光子测定生物体内发光与单光子事件和环境变化关系的研究。

（6）检验检疫领域　也会用低本底液闪仪来检测大理石的放射性，还可用于红酒的鉴别、食醋的鉴别等。

练习题6

（邓宇伟　王富英）

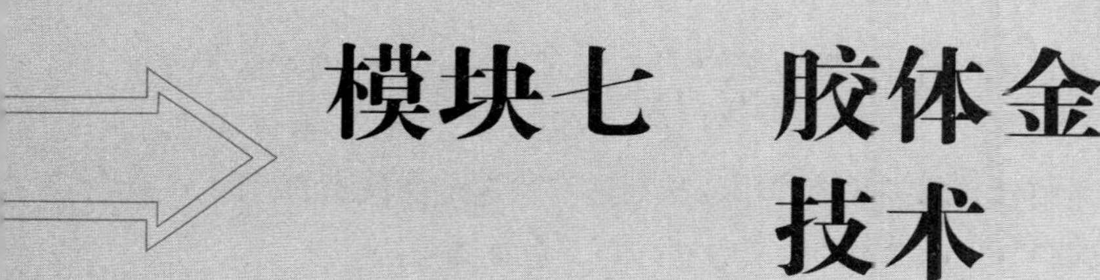

模块七　胶体金免疫技术

胶体金免疫技术是一种以胶体金作为标记物的免疫标记技术，胶体金是金的微小粒子（1~100nm）分散在另一种物质中所形成的体系，通常指金以微小粒子分散在溶液中所形成的金溶胶，用此金溶胶标记蛋白质（抗原、抗体或SPA、SPG）。由于金标记常与膜载体配合，形成特定的测定模式，典型的如斑点免疫渗滤试验和斑点免疫层析试验等，目前已成为应用广泛、简便、快速的检验方法。

金免疫技术主要有金免疫组织化学染色技术和金免疫测定技术，后者包括斑点金免疫渗滤试验和斑点金免疫层析试验。

项目一　斑点金免疫渗滤试验

胶体金免疫渗滤试验是在以硝酸纤维素膜为载体并包被了抗原或抗体的渗滤装置中，依次滴加待测标本、免疫金及洗涤液，因微孔滤膜贴置于吸水材料上，故溶液流经渗滤装置时与膜上的抗原或抗体快速结合并起到浓缩作用，从而达到快速定性检测的目的（一般5分钟左右完成），是“床边检验”（POCT）的主要方法之一，也称滴金法。

本试验以临床肺炎支原体IgM检测为例，阐述斑点金免疫渗滤试验原理和操作方法。

【实验原理】

将特异性抗原包被在硝酸纤维素膜中央，试验时，滴加待测标本，若标本中有相应抗体，则在渗滤过程中与膜上抗原结合，然后滴加免疫金，形成抗原–抗体–胶体金标抗体复合物，加洗涤液洗涤后，阳性者在膜中央呈现红色斑点；反之则为阴性（图7–1）。

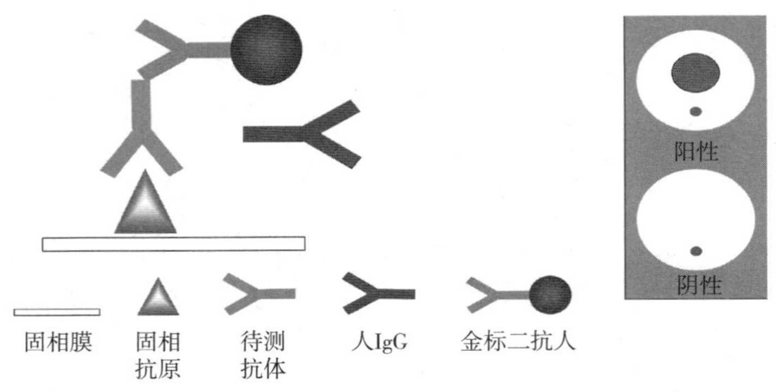

图 7–1　斑点金免疫渗滤原理示意图

【实验试剂与器材】

1. 渗滤装置　是滴金法测定中的主要试剂成分之一。由塑料小盒、吸水垫料和点加了抗原或抗体的硝酸纤维素膜片三部分组成。硝酸纤维素膜片安放在正对盒盖的中央有一直径0.4~0.8cm的小圆孔，盒内垫放吸水塑料，硝酸纤维素膜片安放在正对盒的圆孔下，紧密关闭盒盖，使硝酸纤维素膜片贴紧吸水垫料。如此即制备成一渗滤装置（图7-2）。塑料小盒的形状最多见的是扁平的长方形小板，加之滴金法的整个反应过程都是在渗滤装置上进行的，因此又常称渗滤装置为滴金法反应板。

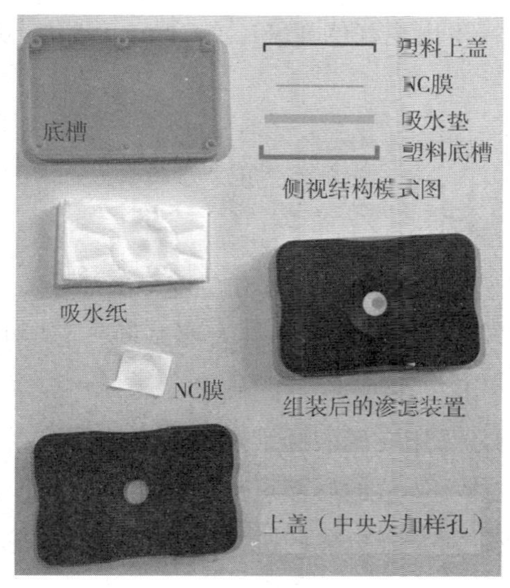

图 7-2　免疫渗滤装置及内部构造

2. 试剂盒组成　滴金法试剂盒的三个基本试剂成分是滴金法反应板、免疫金复合物和洗涤液。为了提供质控保证，用于抗原测定的试剂盒还应包括抗原参照品，相应的检测抗体的试剂盒应有阳性对照品。

3. 样品　待测血清。

4. 其他　洗涤液、一次性塑料吸管等。

【操作方法】

按商品化试剂盒操作说明书操作。

（1）将渗滤装置（或称反应板）平放于实验台上，于小孔内滴加待测血清1~2滴，待完全渗入。

（2）于小孔内滴加免疫金试剂1~2滴，待完全渗入。

（3）于小孔内滴加洗涤液2~3滴，待完全渗入。

（4）判读结果。

【结果判断】

在膜中央有清晰的淡红色斑点显示者判为阳性反应；反之，则为阴性反应。

斑点呈色的深浅相应地提示阳性强度。

1. 阳性 反应板孔中C端出现红色圆斑，T端出现红色圆斑，为肺炎支原体抗体阳性。

2. 阴性 反应板孔中C端出现红色圆斑，T端不出现红色圆斑，为肺炎支原体抗体阴性。

3. 失效 反应板孔中C端不出现红色圆斑，或C端、T端均不出现红色圆斑，为试剂盒失效。

【注意事项】

（1）检测前需将标本及试剂盒恢复到室温。

（2）正确操作，注意按要求准确加入标本和免疫金试剂量。

（3）若结果可疑时，应用阳性标本做阳性对照试验，必要时用酶免疫法或其他方法证实。

（4）滴金法的质量控制常采用在硝酸纤维素膜上点加质控点的方法。质控小圆点多位于反应斑点的正下方。双抗体夹心法的质控点最好是相应抗原，若该抗原试剂不易制备或价格昂贵时，也可用SPA或针对金标抗体的抗抗体（二抗）来充当。间接法的质控点采用盐析法粗提的人IgG最为经济、方便。

（5）胶体金法检测肺炎支原体的优点是方便、快速，在标本采集2小时内即可出结果。但本法对于环境、检测人员的工作经验和操作的严谨性，以及结果的准确判断分析都有严格的要求。在操作前要认真阅读试剂盒上的说明书，严格遵守操作规程，必须使用新鲜血清，不能用含有抗凝剂或促凝剂的试管，尽量避免使用脂血、溶血、黄疸的标本。

（6）胶体金法检测肺炎支原体，用血清量少、方便、快捷、操作性强，有利于对儿科呼吸道感染的诊断，便于在基层医院推广使用。

【思考题】

（1）简述本方法的优缺点。

（2）简述本方法的临床应用。

【任务反馈】

斑点金免疫渗滤试验操作自评表

评价项目	评价标准	分值	得分
物品的准备	物品准备是否充分	5	
阴阳对照	阴阳对照是否设置	5	
检测	检测方法是否正确	40	
结果判断	是否掌握结果判定方法	20	
结果报告	是否掌握结果报告方式	20	
职业素质	是否具有耐心和细心、团队协作精神	5	
生物安全意识	操作过程中是否具备生物安全意识	5	
合计		100	

项目二　胶体金免疫层析试验

免疫层析法是20世纪90年代在国外兴起的一种快速诊断技术，是将胶体金标记技术和蛋白质层析技术结合，以微孔滤膜为载体的快速的固相膜免疫分析技术。其原理与胶体金免疫渗滤法基本相同，不同点是测试中滴加在膜一端的标本溶液受载体膜的毛细管作用向另一端移动，如层析一般，而非渗滤作用。其原理是将特异性的抗体先固定于硝酸纤维膜的某一区带，当干燥的硝酸纤维膜一端浸入样品（尿液或血清）后，由于毛细管作用，样品将沿着该膜向前移动，当移动至固定有抗体的区域时，样品中相应的抗原即与该抗体发生特异性结合，若用免疫胶体金可使该区域显示一定的颜色，从而实现特异性的免疫诊断。

任务一　人绒毛膜促性腺激素（hCG）的检测——免疫层析法

【实验原理】

本试纸条采用双抗体夹心法，原理如图7–3所示。

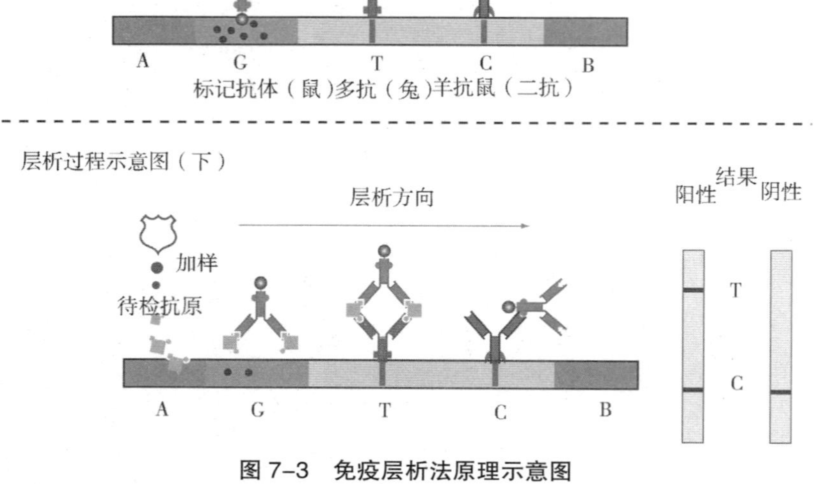

图7–3　免疫层析法原理示意图

试剂条上端（A端）和下端（B）分别粘贴吸水材料，G处为金标抗体（鼠抗人），紧贴其上的为硝酸纤维素膜条。硝酸纤维素膜条上有两个反应区域，T处为测试区，包被有特异抗体（抗hCG特异性抗体）；C处为参照区，包被有羊抗鼠抗体。测定时将试纸条A端浸入液体标本中，A端吸水材料即吸取液体向上端移动，流经G处时使干片上的金标抗体复合物复溶，若标本中有待测特异抗原则形成金标抗体-抗原复合物，此抗原-抗体复合物流至测试区即被固相抗体所捕获，在T处膜上显出红色反应线条。过剩的金标抗体继续前行，至参照区与固相羊抗鼠IgG结合（免疫金复合物中的单克隆抗体为小鼠IgG），C处显出红色质控线条；反之，阴性标本则无反应线条，而仅显示质控线条（图7-4）。

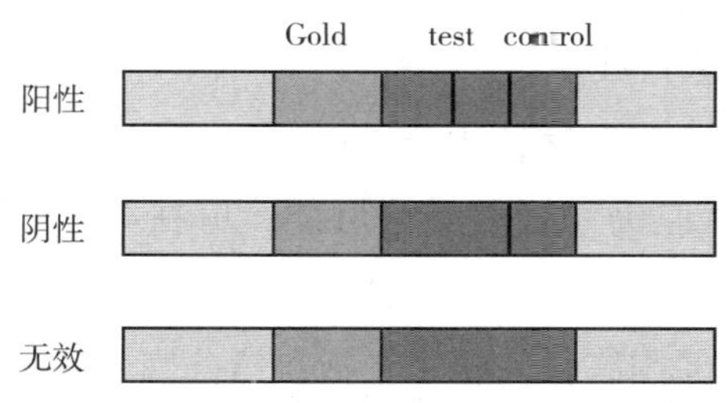

图7-4　免疫层析法测定hCG结果判断

本试验主要用于定性检测人体尿液中的人绒毛膜促性腺激素（hCG）水平，一般在受孕后月经过期1天，最早在月经前3~4天即可检出，故又称早孕试验。

【实验试剂与器材】

主要组成成分：原包装应储存于4~30℃，避光干燥处，有效期24个月。

本试剂主要原材料包括包被用抗-hCG多克隆抗体或抗-hCG单克隆抗体、标记用抗-hCG单克隆抗体、羊抗鼠多克隆抗体、硝酸纤维素膜、聚酯纤维素膜。

检测需要且已提供的材料：试剂、使用说明书。

检测另需准备：秒表，一次性洁净尿杯。

样本要求：采用一次性洁净容器收集新鲜尿样，以晨尿为佳。尿样若呈可见的浑浊状，需先离心、过滤或待其沉淀后取上清液检测。若不能及时检测，尿液样本可在2~8℃冷藏保存48小时，长期保存需冷冻于-20℃，忌反复冻融。

【操作方法】

（1）将待检标本准备好。

（2）将hCG试纸标本端插入尿液标本中3~5秒，取出放置干净平整的台面上，或者一直放在尿杯中等待判读结果。

（3）等待紫红色条带的出现，检测结果应在3分钟时判读结果，10分钟后判读无效。

【结果判断】

当测试区和质控区都出现红线时为阳性。

阴性标本则无反应线条，而仅显示质控线条。

【注意事项】

（1）进行检测前将试剂盒标本恢复到室温。

（2）从原包装袋中取出试纸条，并在1小时内使用。

（3）尿液液面不可超过警戒线。

（4）本试验为定性检测，不能确定尿液中hCG的含量。

（5）当检测结果为阴性但仍怀疑有受孕可能，可在48~72小时后重新收集晨尿再测一次。

（6）由于自然或非自然原因终止妊娠（包括自然分娩、剖腹产、习惯性流产或药物流产）后，尿液标本中持续几周hCG检测会为阳性。

（7）子宫肿瘤、葡萄胎等病理情况也会出现尿中hCG含量增高，需结合临床。

（8）本试验检测结果仅供临床医生和使用者参考，不作为临床确诊的依据。

【思考题】

（1）请对本方法进行方法学评价。

（2）简述本方法的结果分析。

【任务反馈】

人绒毛膜促性腺激素（hCG）的检测——免疫层析法操作自评表

评价项目	评价标准	分值	得分
物品的准备	物品准备是否充分	5	
阴阳对照	阴阳对照是否设置	5	
检测	检测方法是否正确	40	
结果判断	是否掌握结果判定方法	20	
结果报告	是否掌握结果报告方式	20	
职业素质	是否具有耐心和细心、团队协作精神	5	
生物安全意识	操作过程中是否具备生物安全意识	5	
合计		100	

任务二　新型冠状病毒（2019-nCoV）抗原的检测——胶体金法

【实验原理】

其原理是将特异性的抗体［新型冠状病毒（2019-nCoV）抗体］先固定于硝酸纤维膜的某一区带（T区），向干燥的硝酸纤维膜一端孔内滴加样品（鼻拭子或咽拭子稀释液等）后，由于毛细管作用，样品将沿着该膜向前移动，当移动至固定有抗体的区域时，样品中相应的抗原即与该抗体发生特异性结合，免疫胶体金可使该区域显示紫红色，从而判断标本中特异性抗原［新型冠状病毒（2019-nCoV）抗原］的有无。

【实验试剂与器材】

试剂盒包含材料如图7-5所示，包括检测卡；拭子处理液（0.5ml）；微生物拭子；塑料自封袋。

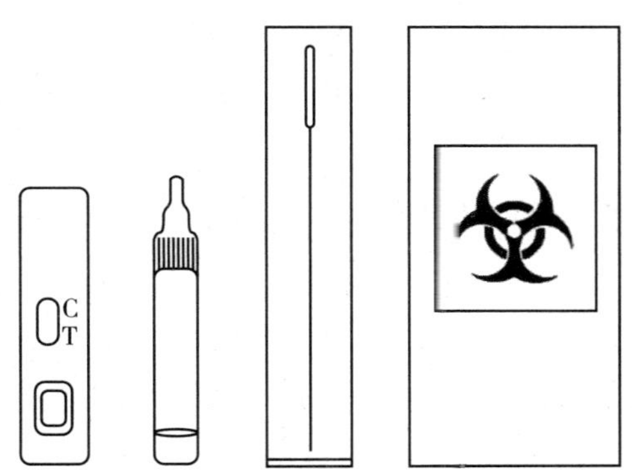

图7-5　2019-nCoV抗原检测试剂盒所含材料

【操作方法】

1. 准备

（1）使用流动清水或手部消毒液清洗双手。

（2）了解检测流程，仔细阅读试剂配套说明书及相关注意事项。

（3）试剂准备。检查试剂是否在有效期内，检查试剂组分是否有缺失或破损。如试剂过期或组分缺失、破损，应及时更换检测试剂。

（4）确认检测环境在14~30℃条件下，检测卡从包装取出后，应在30分钟内使用，避免在潮湿空气中（湿度≥60%）暴露时间过长而影响检测结果。

洗手 ⇨ 阅读说明书 ⇨ 检查试剂情况（拭子、采样管、检测卡） ⇨ 确认检测环境（检测卡平放于清洁处）

2.样本采集 先用卫生纸擤去鼻涕，小心拆开鼻拭子外包装，避免手部接触拭子头。随后头部微仰，一手执拭子尾部贴一侧鼻孔进入，沿下鼻道的底部向后缓缓深入1~1.5cm（对于年龄2~14岁受试者，深入1cm）后贴鼻腔旋转至少4圈（停留时间不少于15秒），随后使用同一拭子对另一鼻腔重复相同操作。将拭子头浸入试剂盒自带的拭子处理液中。

3.检测

（1）拧开拭子处理液的盖子。

（2）根据试剂说明书，将采集样本后的鼻拭子立即置于拭子处理液中，拭子头应在液体中旋转混匀至少30秒。

（3）用手隔着采样管外壁挤压试子头至少5次，确保样本充分洗脱于采样管中。

（4）在折线处折断拭子的末端，并将拭子头留在处理瓶中。

（5）把处理瓶的瓶盖拧紧。掰断处理瓶盖的头部。

（6）从铝箔袋中取出检测卡，放在平整的台面上。

（7）垂直倒置处理瓶，滴加3滴液体到检测卡的样品孔中。

（8）静置检测卡15分钟后进行结果判读，但不要超过30分钟。

【结果判断】

1.阳性 两条紫红色条带出现。一条位于检测区（T）内，另一条位于质控区（C）内。检测区（T）条带颜色可深可浅，均为阳性结果。

2.阴性 仅质控区（C）出现一条紫红色条带，检测区（T）内无条带出现。

3.无效 质控区（C）未出现紫红色条带，无论检测区（T）是否出现条带。

2019-nCoV抗原检测结果如图7-6所示。

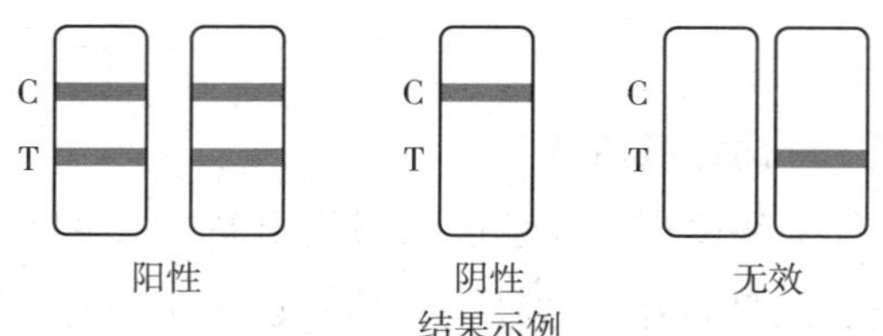

图7-6 2019-nCoV抗原检测结果示例

【结果解释及后续处理方法】

1. 阳性　对照线显色，且检测线也显色，结果判定为阳性（对照线C显色，检测线T显色，无论线条强、弱，均可判为阳性）。

阳性结果表示：样本中检出新型冠状病毒抗原，怀疑新型冠状病毒感染。

2. 阴性　对照线显色，而检测线不显色，结果判定为阴性。

阴性结果表示：样本中没有检出新型冠状病毒抗原，但阴性结果不能完全排除感染的可能，必要时建议去医院进一步检查。

3. 无效　对照线不显色，此情况下无论检测线是否显色，均判为无效试验，需重复试验。若出现检测线超强显色对照线偏弱或不显色时，建议样本稀释后复测。

【注意事项】

（1）清洁双手，保证检测前双手干净。

（2）建议在光线明亮处进行检测。

（3）试剂开封后应在30分钟内使用，采集后样品应立即进行检测。

（4）试验时，检测卡应平放于台面上。

（5）样本加入后15分钟判读结果，但不要超过30分钟。

（6）年龄在14岁以上的自检者，可自行进行鼻腔拭子采样；年龄在2~14岁的自检者应由其他成人代为采样。

（7）检测完毕后将试剂盒所有组分放入试剂盒提供的塑料自封袋中，封闭自封袋并参照医疗废物或按程序处理。

【思考题】

（1）简述本方法的原理。

（2）简述本方法结果的临床解释。

【任务反馈】

新型冠状病毒（2019-nCoV）抗原的检测——胶体金法操作自评表

评价项目	评价标准	分值	得分
物品的准备	物品准备是否充分	5	
阴阳对照	阴阳对照是否设置	5	
样本采集	样本采集是否符合规范	20	
检测	检测方法是否正确	20	
结果判断	是否掌握结果判定方法	20	

续表

评价项目	评价标准	分值	得分
结果报告	是否掌握结果报告方式	20	
职业素质	是否具有耐心和细心、团队协作精神	5	
生物安全意识	操作过程中是否具备生物安全意识	5	
合计		100	

练习题7

（廖奔兵　董　慧）

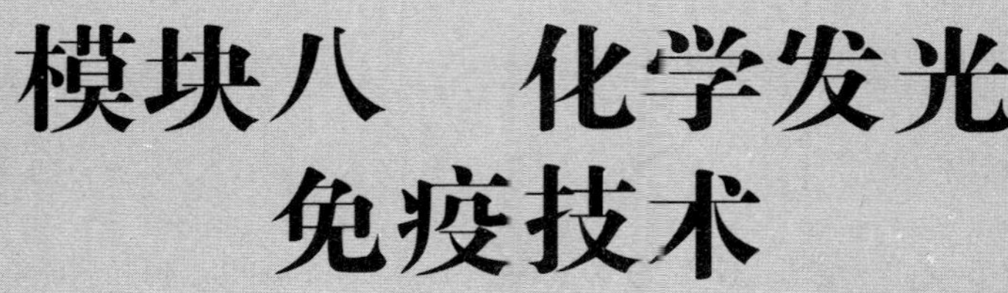

模块八　化学发光免疫技术

化学发光免疫技术是将化学发光与免疫反应相结合，用于检测微量抗原或抗体的一种新型标记免疫分析技术。根据化学发光免疫分析中反应体系的不同和标记物及标记方法的不同，可分为化学发光免疫分析、化学发光酶免疫分析、电化学发光免疫分析三种类型。

项目一　化学发光免疫分析

化学发光免疫分析是用化学发光剂直接标记抗原或抗体的免疫分析方法。常用的化学发光剂为吖啶酯类化合物，其通过启动发光试剂（NaOH和H_2O_2）作用而快速、强烈地闪烁发光，且发光在1秒内完成。吖啶酯在H_2O_2下氧化，并在溶液由酸性转为碱性时释放光能，检测光强度，即可计算出待测物浓度，常采用竞争法或夹心法，下面以促甲状腺激素TSH测定为例介绍化学发光免疫分析技术。

【实验原理】

TSH采用化学发光免疫测定技术的双抗体夹心法进行检测。将待测样本添加到含有恒定数量的两个抗体的反应液中，第一抗体存在于标记试剂中，是一种带有吖啶酯（AE）标志的单克隆鼠TSH抗体；第二抗体存在于固相试剂中，是一种与磁粒子共价结合的多克隆羊TSH抗体。待测TSH与两个抗体形成“三明治”形抗原-抗体复合物，清洗未结合抗体后，加入酸碱试剂，激发化学发光反应，检测光强，根据标准曲线计算待测物浓度（图8-1）。

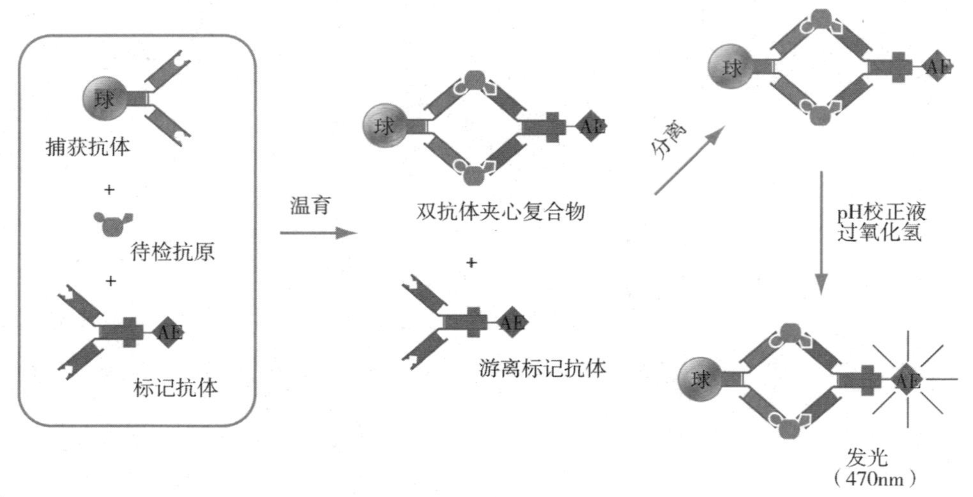

图8-1　化学发光免疫分析原理示意图

【实验试剂与器材】

1.仪器 Centaur XP和Centaur CP。

2.试剂 Centaur系列的促甲状腺激素试剂盒，试剂盒组分如下。

（1）主试剂盒

1）标记试剂（10ml/盒）：吖啶酯标记的TSH抗体，置于含有蛋白质稳定剂、叠氮钠（<0.1%）和防腐剂的HEPES缓冲盐水中。

2）固相试剂（22.5ml/盒）：与微磁颗粒共价结合的TSH抗体，置于含有蛋白质稳定剂、叠氮钠（0.1%）和防腐剂的HEPES缓冲盐水中。

（2）校准液 冻干高、低值校准液一组。

（3）标准曲线卡。

3.其他试剂及用品 通用稀释液1；质控品（推荐采用BioRad第三方质控）；酸碱试剂；反应杯及Tip头等一次性材料。

【操作方法】

1.校准标准曲线 随试剂盒附送该批号试剂的标准曲线卡，使用时仅需对该曲线进行高、低值两点校准。当校准时间达到4周、更换试剂批号或仪器的重要零件更换后，需重新校准。校准液随试剂盒附送。

2.标本检测步骤 装载试剂→进行校准→进行质控→输入标本检测项目→加载标本→标本测定→结果复核→报告。具体操作步骤参照Centaur XP/CP全自动化学发光免疫分析仪仪器标准操作规程。

【结果判断】

（1）根据校准曲线仪器自动给出每个标本测定结果。报告单位：μIU/ml。

（2）检测结果>150μIU/ml时，可选择仪器自动稀释模式，设置自动稀释标本倍数，通常设置为2或5，重新检测，仪器自动乘以稀释倍数，计算结果。

（3）参考区间：正常人群参考值为0.35~5.50μIU/ml。

【注意事项】

（1）可报告范围：0.004~150μIU/ml。

（2）孕早期或hCG浓度相当高的情况下，会影响TSH的检测。血清异嗜性抗体可与试剂中免疫球蛋白发生反应，从而干扰检测。

（3）应定期由生产厂家专业工程师提供校准服务，对影响检测结果的仪器关键部分，如光源系统、孵育系统和加样系统进行校准，以及更换零部件。

（4）按照制定的SOP，对仪器进行日、周和月维护，确保仪器处于良好的工作状态。

（5）检测用于常规检测前，应进行性能验证，包括精密度、准确度、线性范围和携带污染率等。

（6）不同厂家、不同批号试剂不可混用，不能使用超过有效期的试剂盒，试剂开启后应在开瓶稳定期内使用，新批号的试剂需要重新定标，试剂盒第一次使用时需要颠倒混匀。

（7）待测标本在检测前应充分离心，以保证分离胶、纤维蛋白原、血细胞彻底分离，避免干扰检测系统的加样针吸取标本。

（8）试剂中所有人源材料，包括定标液等都应视为有潜在感染性的物质。

（9）由于检测方法与试剂特异性方面的差异，用不同方法检测同一待测标本得到的TSH浓度，其检测结果可能产生一定的变化。因此实验室报告结果应注明检测方法。不同检测方法间的结果不能直接比较，以免引起临床解释的错误。

【思考题】

（1）简述本方法的原理。

（2）本方法的注意事项有哪些?

【任务反馈】

化学发光免疫分析操作自评表

评价项目	评价标准	分值	得分
校准标准曲线	校准步骤是否正确	20	
标本检测	是否熟悉仪器操作	30	
结果报告	是否掌握结果报告方式	30	
职业素质	是否具有耐心和细心、团队协作精神	10	
生物安全意识	操作过程中是否具备生物安全意识	10	
合计		100	

【化学发光免疫分析系统简介】

1.基本原理 采用直接化学发光技术和磁性微粒子分离技术相结合的测定方法：以二甲基形式的吖啶酯作为化学发光标记物，它易于氧化，无须催化，在过氧化氢作用下氧化吖啶酯，并且反应环境在由酸性变为碱性的过程中释放最大光能，通过检测光强，反映样本中被分析物的含量。

常见的化学发光免疫分析仪有Centaur XP或Centaur CP化学发光免疫分析仪、ARCHITECT 2000免疫检测系统等。

2. 基本技术流程　现以Centaur XP化学发光免疫分析仪为例介绍化学发光免疫分析系统基本技术流程。

（1）开机　一般仪器均24小时待机，日常工作中无须开、关机。

（2）参数设置　设置仪器项目、报告单位和传输模式等相关参数。

（3）试剂装载　将试剂放入试剂舱内相关位置。

（4）校准　根据已定程序进行校准。

（5）标本装载　将标本放入样本架，输入工作单。

（6）标本测定　按已设定的参数和程序进行测定。

（7）结果查询与传送　按已设定的参数和程序查看并传送结果。

（8）结果报告　以标准模式报告结果并给予解读，为临床提供建议。

项目二　化学发光酶免疫分析

化学发光酶免疫分析（CLEIA）用参与催化某一化学发光反应的酶如HRP或ALP标记抗原或抗体，在与待测标本中相应的抗原（抗体）发生免疫反应后，形成固相包被抗体-待测抗原-酶标记抗体复合物，经洗涤后，加入底物（发光剂），酶催化和分解底物发光，检测光信号，再经计算机数据处理，得出待测物的浓度。其分析过程与ELISA基本相同，操作步骤与酶免疫分析基本相同，但检测灵敏度是酶免疫分析的5×10^5倍。CLEIA常用的标记酶有HRP和ALP，HRP的发光底物为鲁米诺及其衍生物，ALP的发光底物为AMPPD。

本试验以胰岛素检测为例介绍CLEIA。胰岛素检测主要用于糖尿病患者胰岛B细胞分泌功能的检测。胰岛素是人体分泌的最主要的降糖激素，糖尿病患者往往有胰岛分泌功能的障碍。

【实验原理】

胰岛素检测是以ALP为标志物，AMPPD为发光底物。采用固相的双抗体夹心化学发光反应，向包被了胰岛素抗体的反应杯中加入待测样本和ALP标记的单克隆胰岛素抗体。经过孵育，充分反应，洗去未结合的试剂或样本，再加入发光底物，AMPPD在ALP作用下产生470nm的光，产生的光强与结合的抗体相关，根据定标曲线即可计算出待测样本中胰岛素的浓度（图8-2）。

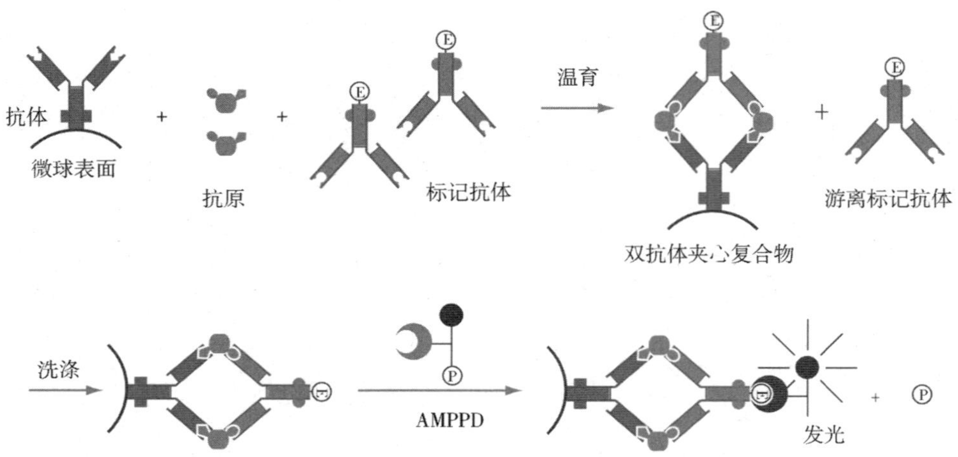

图8-2　化学发光酶免疫分析原理示意图

【实验试剂与器材】

1.仪器　IMMUNITE1000和IMMUNITE 2000。

2.试剂　IMMUNITE 2000的胰岛素试剂盒

（1）试剂瓶　碱性磷酸酶标记的羊多克隆抗体和鼠单克隆抗体。

（2）包被珠　鼠单克隆抗体包被。

（3）校准液　低、高值各一组。

（4）质控品　低、高值各一组。

3.其他试剂及用品　发光底物：含金刚烷二胺、探针洗液、探针清洁试剂盒、反应杯、样本稀释液。

【操作方法】

1.校准标准曲线　随试剂盒的条形码信息中包含该批号试剂的标准曲线信息，使用时仅需对该曲线进行高、低值两点校准即可。当校准时间达到4周、更换试剂批号或仪器的重要零件更换后，需重新校准。校准液随试剂盒附送。

2.标本检测步骤　装载试剂→进行校准→进行质控→输入标本检测项目→加载标本→标本测定→结果复核→报告。具体操作步骤参照IMMUNITE 2000型全自动化学发光免疫分析仪仪器标准操作规程。

【结果判断】

（1）仪器根据校准曲线自动给出每个标本测定结果。报告单位：μIU/ml。

（2）检测结果>300μIU/ml时，可选择仪器自动稀释模式，设置自动稀释标本倍数。重新检测，仪器自动乘以稀释倍数，计算结果。

（3）参考值：<29.1μU/ml。

【注意事项】

（1）可报告范围：2~300μIU/ml。

（2）非人胰岛素治疗的患者血清中可能存在胰岛素抗体，对检测造成影响。体重明显超重的个体其空腹血清胰岛素水平会高于正常体重个体。血清中异嗜性抗体会与试剂中免疫球蛋白发生反应，从而干扰检测。

【思考题】

（1）简述本方法的原理。

（2）请对本方法进行方法学评价。

【任务反馈】

化学发光酶免疫分析操作自评表

评价项目	评价标准	分值	得分
校准标准曲线	校准步骤是否正确	20	
标本检测	是否熟悉仪器操作	30	
结果报告	是否掌握结果报告方式	30	
职业素质	是否具有耐心和细心、团队协作精神	10	
生物安全意识	操作过程中是否具备生物安全意识	10	
合计		100	

【酶促化学发光免疫分析系统简介】

1.基本原理 IMMUNITE 2000采用化学发光酶免疫反应和包被珠作为固相结合高速离心分离技术的测定方法。包被珠是一个使用包被特定抗体抗原的聚苯乙烯珠，放在一个特殊设计的反应杯中，此反应杯作为温育、清洗以及信号建立过程的容器。在反应杯中，样本与结合了碱性磷酸酶的试剂温育反应结合之后，将未结合反应物甩到与反应杯同轴的废液管路中，已经去除未包被试剂的包被珠仍然保留在反应杯中。包被珠上的结合标记随后同发光底物进行定量发光。当包被珠上结合的碱性磷酸酶标记同化学发光底物反应时，就产生光子。发光强度同样本中待测物的含量有关。仪器通过光电倍增管检测发光强度，随后计算出每个样本的浓度。

常见的酶促化学发光免疫分析仪有IMMUNITE 1000型/2000型全自动化学发光免疫分析仪；Unicel Dx800免疫分析系统：Access2免疫分析系统：Ax-SYM高效能全自动免疫分析仪等。

2.基本技术流程 现以IMMUNITE 2000型化学发光免疫分析仪为例介绍酶促化学发光免疫分析系统基本技术流程。

（1）开机 一般仪器均24小时待机，日常工作中无须开、关机。

（2）参数设置 设置仪器项目、报告单位和传输模式等相关参数。

（3）试剂装载 将试剂放入试剂舱内相关位置。

（4）校准 根据已定程序进行校准。

（5）标本装载 将标本放入样本架，输入工作单。

（6）标本测定 按已设定的参数和程序进行测定。

（7）结果查询与传送 按已设定的参数和程序查看并传送结果。

（8）结果报告 以标准模式报告结果并给予解读，为临床提供建议。

项目三　电化学发光免疫分析

电化学发光免疫分析（ECLIA）是继放射免疫、酶免疫、荧光免疫、化学发光免疫测定出现的新一代标记免疫测定技术，是电化学发光和免疫测定相结合的产物。其基本原理是在电极表面由电化学引发的特异性化学发光反应，包括电化学和化学发光两部分。常采用直接法，以三联吡啶钌［$Ru(bpy)_3$］$^{2+}$标记抗原或抗体，通过免疫反应和由电化学引发的特异性化学发光反应，其发出的光强度由检测器检测并自动计算出被测定物样品的浓度。

目前，采用链霉亲和素-生物素包被技术，以磁性颗粒作为载体，利用生物素链霉亲和素的牢固结合力、免疫放大能力和反应系统中的磁分离功能，使免疫反应在微球表面快速进行。并且，电发光过程产生许多光子，使光信号得以增强，检测灵敏度大为提高，可达到检测浓度小于1pmol/L的超微量物质，线性范围可达6个数量级。

本试验以双抗体夹心法检测血清癌胚抗原（CEA）为例，介绍ECLIA的测定过程。

CEA是一种高度糖化的分子，分子量约为180kDa，类似于AFP，属于胚胎期和胎儿期产生的癌胚抗原类。健康成人血液中仅可见到极低水平的CEA。在非恶性肠道、胰腺、肝脏和肺部疾患中（例如肝硬化、慢性肝炎胰腺炎、溃疡性结肠炎、克罗恩病），也可见到CEA水平有轻至中度的升高。吸烟也会导致CEA水平升高，在解释CEA水平时应予以考虑。结肠腺癌患者的CEA水平通常很高。

CEA测定主要应用于监测结直肠癌治疗及随访，对恶性肿瘤患者进行动态监测以辅助判断疾病进程或治疗效果，不能作为恶性肿瘤早期诊断或确诊的依据，不适用于普通人群的肿瘤筛查。

【实验原理】

将生物素化的CEA单克隆抗体、三联吡啶钌［$Ru(bpy)_3$］$^{2+}$标记的CEA单克隆抗体与待测血清样本共同孵育，若标本中含CEA，则形成双抗体夹心复合物；加入链霉亲和素包被的磁珠微粒进行孵育结合后，形成［$Ru(bpy)_3$］$^{2+}$标记的抗体-CEA抗原-生物素化抗体-链霉亲和素颗粒复合物；再通过电磁作用将磁珠吸附在电极表面，将未与磁珠结合的物质去除。给电极加以一定电压，使复合体化学发光，用光电倍增器管检测光强度。计算机根据标准曲线计算出测出物含量（图8-3）。

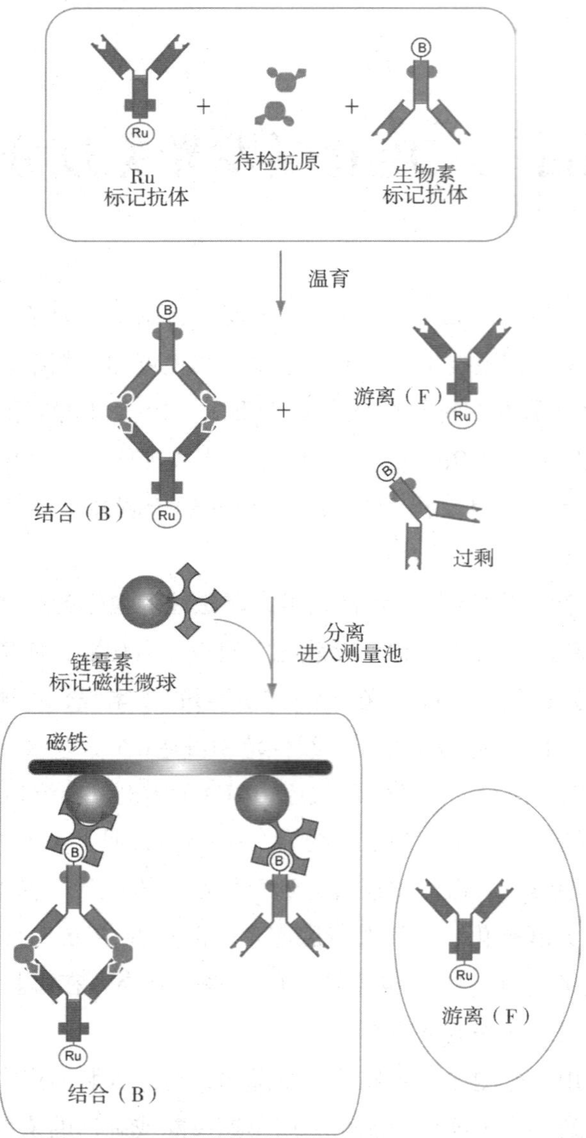

图 8-3 电化学发光免疫分析原理示意图

【实验试剂与器材】

1. 试剂 试剂盒标记为CEA，主要组成成分如下。

（1）M 包被链霉亲合素的磁珠微粒（透明瓶盖），1瓶，12ml：包被链霉亲合素的磁珠微粒，0.72mg/ml；防腐剂。

（2）R1 生物素化的抗癌胚抗原抗体（灰盖），1瓶，18ml：生物素标记的抗癌胚抗原单克隆抗体（小鼠/人）浓度3.0mg/L，磷酸盐缓冲液100mmol/L，pH 6.0；防腐剂。

（3）R2 钌标记的抗癌胚抗原抗体（黑盖），1瓶，14ml：钌复合物标记的抗癌胚抗原单克隆抗体（小鼠）浓度4.0mg/L，磷酸盐缓冲液100mmol/L，pH 6.5；防腐剂。

2.仪器 Modular Analytics E170电化学发光免疫分析仪、Cobas e 601或Cobas e 602分析仪。

3.其他试剂与用品 CEA校准品、样本稀释液、系统缓冲液、清洗液、反应杯、吸头、废物袋等。

【操作方法】

冷藏试剂经室温平衡至20℃左右，放置仪器试剂盘（20℃）内，避免泡沫产生。仪器能自动调节试剂温度并开、关各试剂盒瓶盖。试剂使用前仪器自动搅拌磁珠微粒，使其处于悬浮状态。试剂相关信息可通过条形码自动读取，仪器无法自动读取条码信息时，需手工输入条码上的15位数字序列。

1.定标 试剂条码上均含有其批特异的定标信息。使用Elecsys CEA定标液可调整预设置的定标曲线。定标频率：新批号试剂必须进行定标。以下情况建议重新进行定标：①使用同一批号试剂28天后；②使用同一批号试剂7天后（同一试剂盒在分析仪上使用）；③根据需要，如失控时。

2.质控 使用Elecsys Preci Control Tumor Marker1和2或其他合适的质控品。各浓度质控至少每24小时内检测一次，每次更换试剂盒或定标后也需进行质控。根据各自的情况设定合适的控制限和质控周期。质控值必须处于规定的质控限内。若失控必须采取相应的纠正措施。

3.样本检测 定标及质控通过后方可检测患者样本。

总检测时间约为18分钟。

（1）第一次孵育 10μl标本、生物素化的CEA单克隆特异性抗体和三联吡啶钌$[Ru(bpy)_3]^{2+}$标记的CEA特异性单克隆抗体一起孵育，形成抗原抗体夹心复合物。

（2）第二次孵育 添加包被链霉亲和素的磁珠微粒进行孵育，复合物与磁珠通过生物素和链霉亲和素的作用结合。

将反应液吸入测量池中，通过电磁作用将磁珠吸附在电极表面，未与磁珠结合的物质将被去除。

给电极加以一定的电压，使复合体化学发光，并通过光电倍增器测量发光强度。

4.计算 仪器自动计算各样本中的分析物浓度，单位是ng/ml或IU/L。1ng/ml CEA相当于16.9mIU/ml。

5.稀释 高于检测范围的标本可用通用稀释液（diluent universal）稀释。建议1∶50稀释（可以自动稀释，也可以手工稀释）。稀释标本的CEA浓度必须高于20ng/ml。如用手工稀释，结果应乘稀释倍数。如果是机器自动稀释，机器会自动计算结果。

【结果判断】

（1）检测范围：0.200~1000ng/ml。

（2）超过检测范围报告>1000ng/ml（1∶50稀释结果可报告至50000ng/ml）。

（3）高于检测范围建议用通用稀释液1∶50稀释标本。稀释标本的CEA浓度必须高于20ng/ml。

（4）参考区间：Elecsys CEA参考区间源自352名健康人调查（表8–1）。

表8–1 Elecsys参考区间

	所有个体		非吸烟者		吸烟者	
年龄（岁）	20~69	≥40	20–69	≥40	20~69	≥40
CEA（ng/ml）	4.7	5.2	3.8	5.0	5.5	6.5
人数	352	203	242	154	110	49

【注意事项】

1. 干扰因素

（1）胆红素<1129μmol/L或<66mg/dl、血红蛋白<1.4mmo/L或<2.2g/dl、脂肪乳剂<1500mg/dl、生物素<120ng/ml或<491nmo/L时结果不受影响。对于接受高剂量生物素治疗的患者（>5mg/d），必须在末次生物素治疗8小时后采集样本。

（2）RF<1500IU/ml时结果不受类风湿因子影响。

（3）CEA<200000ng/ml时不受Hook效应影响。

（4）体外对26种常用药物进行试验未发现会影响检测结果。

（5）由于检测试剂使用单克隆抗鼠抗体，接受过小鼠单抗诊疗的患者会出现错误结果。

（6）少数病例中高浓度的钌抗体会影响检测结果。

2. CEA测定值的高低与所采用的检测方法密切相关 检测报告应注明所采用的方法。用两种方法测出的CEA结果不能相互直接比较，以免造成错误的临床解释。在疗效观察过程中，因CEA检测方法改动引起的含量变化，必须使用新旧两种检测方法同时平行测定，以确认采用新检测方法获得的CEA值。

3. 将废弃物作为潜在的生物危害材料进行处理 按照公认的实验室指示和程序处理废弃物。

遵循所有相关的当地废弃处置法规，以确定安全的废弃处置方法。

【思考题】

（1）简述本方法检测血清癌胚抗原（CEA）的原理。

（2）简述本方法的临床应用。

【任务反馈】

电化学发光免疫分析操作自评表

评价项目	评价标准	分值	得分
定标	定标步骤是否正确、结果是否符合	10	
质控	质控是否合格	10	
标本检测	是否熟悉仪器操作	30	
结果报告	是否掌握结果报告方式	30	
职业素质	是否具有耐心和细心、团队协作精神	10	
生物安全意识	操作过程中是否具备生物安全意识	10	
合计		100	

【电化学发光免疫分析系统简介】

1.基本原理 电化学发光免疫分析（ECLIA）是电化学发光（ECL）和免疫测定相结合的产物，免疫复合物先与链霉亲和素标记的磁珠相结合，然后被电压激活，在电极表面由电化学引发特异性的化学发光反应，包括电化学和化学发光两个过程。ECL反应底物为三联吡啶钌$[Ru(bpy)_3]^{2+}$和三丙胺（TPA）。

（1）电化学反应过程 在工作电极上（阳极）加一定的电压能量作用下，二价的三联吡啶钌$[Ru(bpy)_3]^{2+}$释放电子发生氧化反应而成为三价的三联吡啶钌$[Ru(bpy)_3]^{3+}$；同时，电极表面的TPA也释放电子发生氧化反应而成为阳离子激发态TPA^+，并迅速自发脱去一个质子而形成激发态三丙胺，这样，在反应体系中就存在具有强氧化性的三价的三联吡啶钌$[Ru(bpy)_3]^{3+}$和具有强还原性的激发态三丙胺。

（2）化学发光过程 具有强氧化性的三价的三联吡啶钌$[Ru(bpy)_3]^{3+}$和具有强还原性的激发态三丙胺发生氧化还原反应，结果使三价的三联吡啶钌$[Ru(bpy)_3]^{3+}$还原成激发态的二价的三联吡啶钌$[Ru(bpy)_3]^{2+}$，其能量来源于三价的三联吡啶钌$[Ru(bpy)_3]^{3+}$与激发态三丙胺之间的电势差，激发态$[Ru(bpy)_3]^{2+}$以荧光机制衰变并以释放出一个波长为620nm光子的方式释放能量，而成为基态的$[Ru(bpy)_3]^{2+}$。

（3）循环过程 上述化学发光过程后，反应体系中仍存在二价的三联吡啶钌$[Ru(bpy)_3]^{2+}$和三丙胺，使得电极表面的电化学反应和化学发光过程可以继续进行，这样整个反应过程可以循环进行。通过循环，信号不断放大，从而使检测灵敏度大大提高。

（4）电化学发光免疫原理　上述电化学发光产生的光信号强度与二价的三联吡啶钌 $[Ru(bpy)_3]^{2+}$ 浓度呈线性关系。将二价的三联吡啶钌 $[Ru(bpy)_3]^{2+}$ 与免疫反应体系中的一种物质结合，经免疫反应、分离后，检测免疫反应体系中剩余二价的三联吡啶钌 $[Ru(bpy)_3]^{2+}$ 经上述过程后所发出的光，即可得知待检物的浓度。

常见的电化学发光免疫分析仪有Elecsys 2010、Modular E 170、Cobas e 411、Cobas e 601。

2.基本技术流程　现以Modular E 170为例，介绍电化学发光免疫分析系统基本技术流程。

（1）开机检查　供水后打开电源，登录仪器。

（2）仪器准备　执行每日开机维护，装载试剂，定标，进行室内质控。

（3）标本检测　装载样本，输入工作单，运行规定程序。

（4）审核报告　仪器自动传输结果，经审核后发出报告。

（5）关机　进行每日关机维护，关闭仪器电源（通常24小时待机）。

练习题8

（董　慧　王富英）

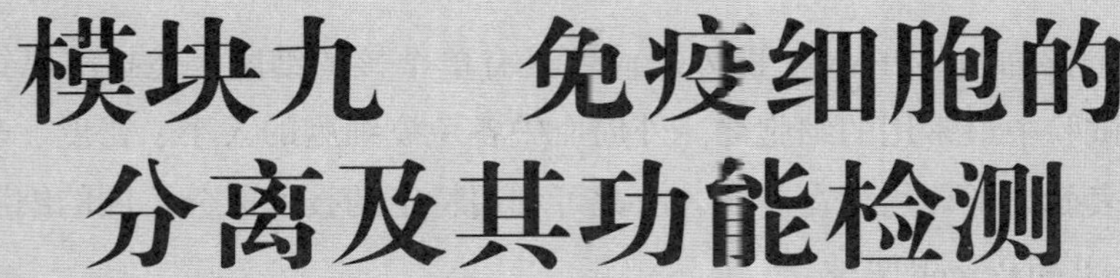

模块九　免疫细胞的分离及其功能检测

免疫细胞是指参与机体免疫应答的细胞，大致可分为特异性免疫细胞和非特异性免疫细胞。前者主要指淋巴细胞，包括T细胞、B细胞、NK细胞等；后者主要包括中性粒细胞、巨噬细胞、树突状细胞等。测定这些细胞的数量、比例和功能可以有效评价机体特异性和非特异性免疫功能。同时，免疫细胞的体外分离培养、功能检测对于认识临床免疫相关疾病、探讨其发病机制、观察病情变化、判断预后和疗效以及疾病的预防和治疗等方面均有重要意义。

将各种免疫细胞从外周血或者组织器官中分离、纯化出来是体外对免疫细胞鉴定、计数和功能测定的前提。

项目一　外周血单个核细胞的分离

外周血单个核细胞（PBMC）即外周血中具有单个核的细胞，包括淋巴细胞和单核细胞，是免疫学试验中最常用的细胞群。外周血中各免疫细胞的大小、密度、表面电荷、黏附能力和细胞表面分子等均存在差异，由此可利用特定的技术区分不同的细胞类别。常用的分离液有Ficoll和Percoll两种。

任务一　Ficoll分离法

目前常用的外周血单个核细胞的分离方法是根据各种血细胞密度不同而设计的聚蔗糖-泛影葡胺密度梯度离心法，即Ficoll分离法。

【实验原理】

聚蔗糖-泛影葡胺是密度为1.020的低渗无毒的聚蔗糖和比重为1.200的泛影葡胺混合液，目前常用商品名为Hypaque，密度为1.077 ± 0.001。外周血中各种血细胞的体积、形态和密度均有差异，人红细胞和多形核白细胞密度较大，为1.080~1.110，血小板为1.040~1.060，单个核细胞密度介于1.059~1.077之间，故将稀释后的抗凝血置于聚蔗糖-泛影葡胺分离液上，经离心后，不同血细胞因密度不同而呈梯度分布（图9-1）：红细胞和多形核白细胞密度较大，故沉于管底；血小板因密度小而悬浮于血浆中；单个核细胞密度与分离液相当，悬浮于分离液上层界面，呈云雾状。吸取该云雾层细胞，经洗涤后即获得人外周血单个核细胞。

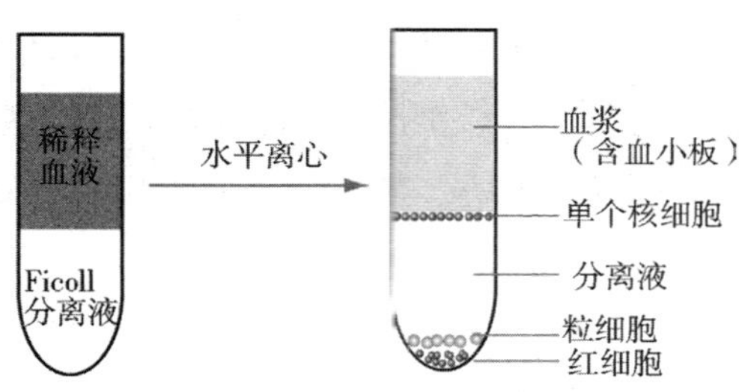

图 9-1　Ficoll 分层液离心后外周血细胞示意图

【实验试剂与器材】

聚蔗糖-泛影葡胺分离液商品化试剂，密度1.077 ± 0.001；肝素抗凝的无菌静脉采血管、采血针；Hanks液；5g/L台盼蓝染液；人外周静脉血；水平式离心机、显微镜、细胞计数板、压脉带、碘伏、无菌棉签等。

【操作方法】

（1）用肝素抗凝采血管无菌采集静脉血2ml，摇匀，做白细胞计数和分类计数，再加入等量Hanks液混匀。

（2）取聚蔗糖-泛影葡胺分离液2ml置于离心管中，用毛细吸管将稀释全血3~4ml沿管壁缓慢叠加于分层液上（分离液与稀释血液体积比例通常为1∶2），使两者之间形成清晰的界面。

（3）配平后置于离心机中，2000r/min离心20分钟。

（4）离心后管内容物从下至上分为四层，依次为红细胞和粒细胞、分离液层、单个核细胞层（云雾层）、血浆层（含血小板和破碎细胞）（图9-2）。

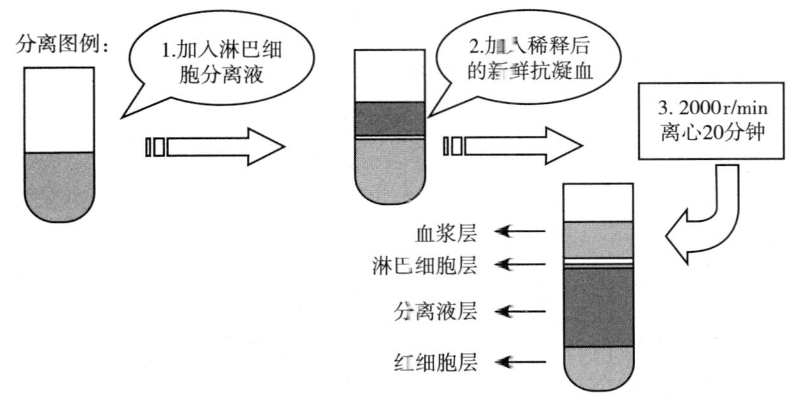

图 9-2　Ficoll 法分离外周血 PBMC 操作示意图

（5）用毛细吸管轻轻插到云雾层，沿管壁周缘吸取单个核细胞，移入另一试管。

（6）加4倍量以上的Hanks液，混匀，1500r/min离心10分钟，弃上清液，重复洗涤2

次。末次离心后，吸尽上清液，用Hanks液或培养液将细胞悬液体积还原至1ml。取样计数单个核细胞数和淋巴细胞数，计算单个核细胞回收率及淋巴细胞纯度。

（7）用台盼蓝拒染法测定细胞存活率。取细胞悬液50μl与台盼蓝染液50μl混匀，静置5分钟后取样做湿片，在光学显微镜下观察细胞。

【结果计算】

单个核细胞回收率＝分离后细胞悬液毫升数×每毫升单个核细胞数/原全血毫升数×原全血中每升单个核细胞数×100%

淋巴细胞纯度＝分流淋巴细胞总数/分离后单个核细胞总数×100%

注：活细胞排斥染料不被着色，折光性强。染料可渗入死细胞，着蓝色，体积略膨大。

【注意事项】

（1）分离人和不同种类动物外周血单个核细胞时，对分离液的密度要求不同，如人为（1.077±0.001），大鼠为（1.083±0.001），小鼠为（1.092±0.001），兔为（1.096±0.001）等。

（2）将血液稀释后分离可降低血液黏稠度和红细胞聚集，提高单个核细胞的回收率。

（3）分离液应直接加入管底，尽量不浸沾四周管壁。

（4）将稀释血液叠加于分离液上时，动作要轻，避免冲散界面，影响分离效果。

（5）为保持淋巴细胞活性，采血后应尽快分离细胞。

（6）充分洗涤分离后的单个核细胞，可去除大部分混杂的血小板。

（7）用于细胞培养功能试验时，整个过程应无菌操作。

【思考题】

（1）简述用密度为（1.077±0.001）的聚蔗糖–泛影葡胺分离人外周血单个核细胞的原理。

（2）单个核细胞的分离方法有哪些？

【任务反馈】

Ficoll分离法操作自评表

评价项目	评价标准	分值	得分
抽静脉血	血液无溶血、无凝集	10	
血液的稀释	使用Hanks液稀释血液是否准确	10	
在分离液上加稀释的血液	血液和分离液分层界面是否清晰	10	
离心分层	能否识别单个核细胞层	10	
吸取单个核细胞	吸取单个核细胞层细胞是否准确	20	

续表

评价项目	评价标准	分值	得分
计数单个核细胞	单个核细胞计数是否准确	20	
显微镜观察细胞	能否识别死细胞及活细胞	10	
职业素质	是否具有耐心和细心、团队协作精神	5	
生物安全意识	操作过程中是否具备生物安全意识	5	
合计		100	

任务二　Percoll分离法

【实验原理】

Percoll分离法是一种连续密度梯度离心分离法。Percoll是一种经聚乙烯吡咯烷酮（PVP）处理的硅胶颗粒，颗粒大小不一，经过高速离心后，可形成一个连续密度梯度，将比重不同的细胞分离纯化。Percoll形成的梯度十分稳定，此外，Percoll不穿透生物膜，对细胞无毒害、无刺激，因此广泛用于细胞、亚细胞成分的分离。该法是纯化淋巴细胞和单核细胞的一种较好的方法，淋巴细胞纯度高达98%，单核细胞纯度可达78%。Percoll具有黏度低、对细胞无毒害等优点，是目前较理想的介质。

【实验试剂与器材】

Percoll分离液商品化试剂，密度为1.135；肝素抗凝的无菌静脉采血管、采血针；Hanks液、PBS液；5g/L台盼蓝染液；人外周静脉血；水平式离心机、显微镜、细胞计数板、压脉带、碘伏、无菌棉签等。

【操作方法】

（1）先将Percoll原液（密度1.135）与等量的PBS液均匀混合，高速离心后，使分层液形成一个从管底到液面密度逐渐降减的连续密度梯度。

（2）将等倍稀释的抗凝血轻轻叠加在液面上，低速离心（3000r/min，15分钟）后，可形成四个细胞层（图9–3）。表层为死细胞残片和血小板，底层为粒细胞和红细胞，中间有两层，上层富含单核细胞（75%），下层富含淋巴细胞（98%）。

（3）用毛细吸管轻轻吸取单核细胞和淋巴细胞，分别移入不同试管。

（4）加4倍量以上的Hanks液，混匀，1500r/min离心10分钟，弃上清液，重复洗涤2次。末次离心后，吸尽上清液，用Hanks液或培养液将细胞悬液体积还原至1ml。

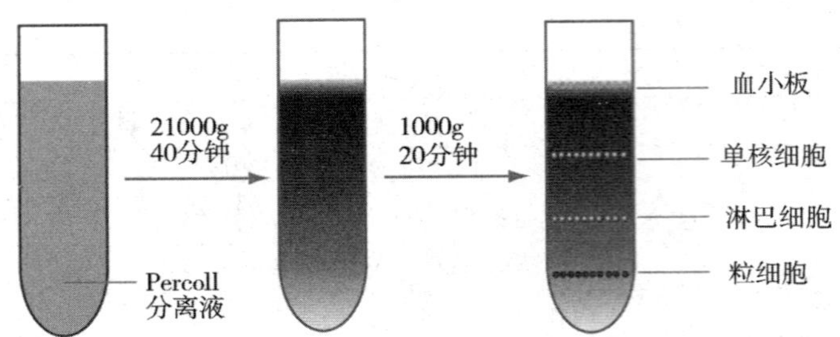

图 9-3 Percoll 连续密度梯度离心法分离 PMBC 和淋巴细胞示意图

（5）取样计数单核细胞数和淋巴细胞数，计算单个核细胞回收率及淋巴细胞纯度。

（6）用台盼蓝拒染法测定细胞存活率。取细胞悬液50μl与台盼蓝染液50μl混匀，静置5分钟后取样做湿片，在光学显微镜下观察细胞。

【结果计算】

单个核细胞回收率＝分离后细胞悬液毫升数 × 每毫升单个核细胞数/原全血毫升数 × 原全血中每升单个核细胞数 × 100%

淋巴细胞纯度＝分流淋巴细胞总数/分离后单个核细胞总数 × 100%

【注意事项】

（1）所有操作过程应在18~20℃中进行。

（2）分离液应直接加入管底，尽量不浸沾四周管壁。

（3）将稀释血液叠加于分离液上时，动作要轻，避免冲散界面，影响分离效果。

（4）洗涤分离细胞3次，以除去残存的Prcoll分层液和血小板。

（5）用于细胞培养功能试验时，整个过程应无菌操作。

【思考题】

（1）简述用本方法分离人外周血单个核细胞的原理。

（2）本方法的注意事项有哪些？

【任务反馈】

Percoll 分离法操作自评表

评价项目	评价标准	分值	得分
抽静脉血	血液无溶血、无凝集	10	
血液的稀释	使用hanks液稀释血液是否准确	10	
在分离液上加稀释的血液	血液和分离液分层界面是否清晰	10	

续表

评价项目	评价标准	分值	得分
离心分层	能否识别单个核细胞层	10	
吸取单个核细胞	吸取单个核细胞层细胞是否准确	20	
计数单个核细胞	单个核细胞计数是否正确	20	
显微镜观察细胞	能否识别死细胞及活细胞	10	
职业素质	是否具有耐心和细心、团队协作精神	5	
生物安全意识	操作过程中是否具备生物安全意识	5	
合计		100	

项目二　T细胞亚群的分离与功能测定

密度梯度离心获得的PBMC悬液的主要成分是淋巴细胞和单核细胞，但也有数量不等的红细胞和血小板，为了获得较高纯度的淋巴细胞，应该除去红细胞、血小板及单核细胞。

淋巴细胞又分T淋巴细胞、B淋巴细胞，T淋巴细胞又分为CD4+和CD8+亚群。分离相当纯化的淋巴细胞亚群是细胞免疫检验的基本技术。淋巴细胞分离的方法很多，主要有直接沉淀法、密度梯度离心法、细胞分离器法和免疫磁珠法等。以前应用较多的有绵羊红细胞（SRBC）玫瑰花环形成法、淋巴细胞分离剂法和免疫磁珠分离法。近年来，主要采用流式细胞术（FCM）进行T细胞亚群的分离与测定。

流式细胞术是利用流式细胞仪（图9–4），即荧光激活细胞分离仪来分离细胞，是目前先进的细胞分离方法。其主要原理是细胞经荧光染色后，通过高速流动系统，排成单行，

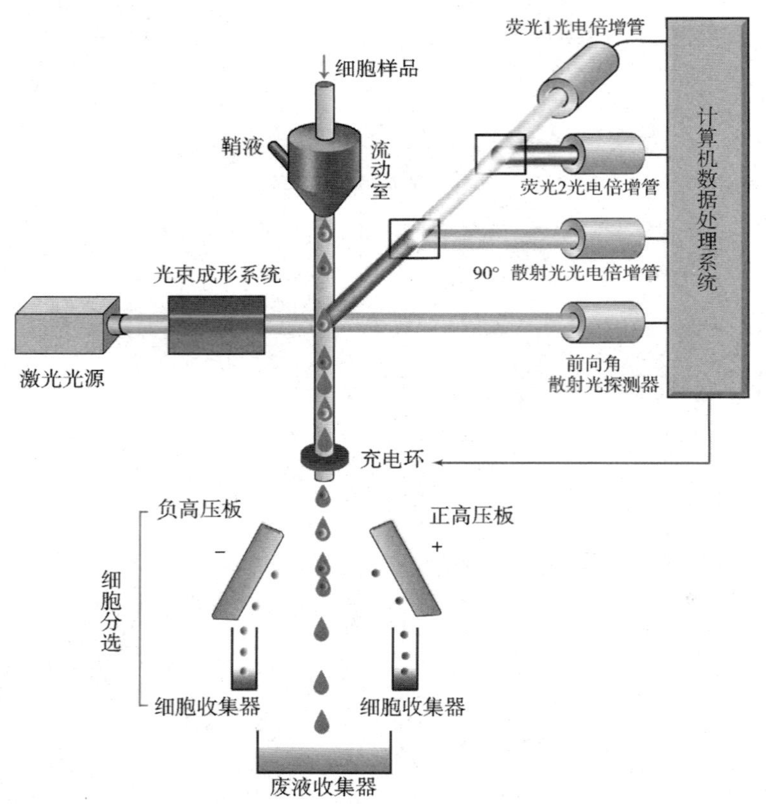

图 9–4　流式细胞仪基本结构示意图

逐个流经检测区进行测定。用流式细胞术分离细胞准确快速，能保持细胞活力，并可在无菌条件下进行，但仪器昂贵，检测成本高。

任务一　T淋巴细胞亚群分离检测

检测淋巴细胞亚群有助于了解机体的免疫状态。检测T细胞亚群的方法很多，流式细胞术是一种利用流式细胞仪进行单细胞定量分析和分选技术，具有检测速度快、测量指标多、采集数量大（通常检测1万个以上的细胞）、分析全面、方法灵活等特点，是普通荧光免疫显微技术无法比拟的。本实验以流式细胞术检测T细胞亚群为例。

【实验原理】

利用T细胞的表面标志，选择抗CD3、CD4、CD8荧光素标记的特异性单克隆抗体直接与外周血中的淋巴细胞反应，荧光素抗体与细胞表面的抗原结合。样品管通过流式细胞仪测定，仪器对获取的CD3+T细胞中的各亚群进行分析并自动计数T细胞各亚群所占的百分比，得出CD4+/CD8+的比值。

【实验试剂与器材】

荧光素标记的鼠抗人CD单克隆抗体；红细胞裂解液、PBS洗液、细胞固定液；流式细胞仪、水平离心机、FCM专用试管、移液器等。

【操作方法】

（1）取20μl荧光素标记的单克隆抗体（CD3-FITC/CD8-PE、CD3-FITC/CD4-PE）分别加入流式专用进样管中。

（2）取EDTA抗凝静脉血100μl，加到管底部。

（3）轻轻振荡混匀，室温（18~25℃）避光15分钟染色。

（4）加入红细胞裂解液2ml，轻轻振荡混匀，室温放置10~12分钟。

（5）1500r/min离心5分钟，弃上清液，用PBS洗液洗涤后，加入0.3~0.5ml PBS重悬细胞。

（6）通过流式细胞仪检测，用仪器专用软件分析。

【结果判断】

以阳性细胞百分比表示：在检测细胞总数中，相应CD阳性细胞所占的百分比。

参考区间：正常人外周血中CD3+T细胞60%~80%；CD4+T细胞35%~55%；CD8+T细胞20%~30%；CD4+/CD8+细胞比值为1.5~2.0。

【注意事项】

（1）实验样品应新鲜，以保证细胞的活性。

（2）荧光染色后要尽快观察，否则荧光强度会随时间延长而减弱。

【思考题】

1. 简述T细胞亚群检测的临床意义。

2. 流式细胞术检测T细胞亚群有哪些优点？

【任务反馈】

T淋巴细胞亚群分离检测操作自评表

评价项目	评价标准	分值	得分
荧光素标记的单克隆抗体	加荧光素标记的单克隆抗体量是否准确	5	
加静脉血	加静脉血的量是否准确	5	
加红细胞裂解液	加红细胞裂解液的量是否准确	5	
PBS洗涤	洗涤操作是否正确	15	
流式细胞仪	流式细胞仪的使用是否正确	20	
结果判断	是否掌握结果判定方法	20	
结果报告	是否掌握结果报告方式	20	
职业素质	是否具有耐心和细心、团队协作精神	5	
生物安全意识	操作过程中是否具备生物安全意识	5	
合计		100	

【流式细胞仪的使用】

流式细胞仪是对细胞进行自动分析和分选的装置。它可以快速测量、存贮、显示悬浮在液体中的分散细胞的一系列重要的生物物理、生物化学方面的特征参量，并可以根据预选的参量范围把指定的细胞亚群从中分选出来。多数流式细胞计是一种零分辨率的仪器，它只能测量一个细胞的如总核酸量、总蛋白量等指标，而不能鉴别和测出某一特定部位的核酸或蛋白的多少。也就是说，它的细节分辨率为零。

流式细胞仪主要由4部分组成：流动室和液流系统；激光源和光学系统；光电管和检测系统；计算机和分析系统。流动工作室原理和液流系统示意图如图9-5、图9-6所示。

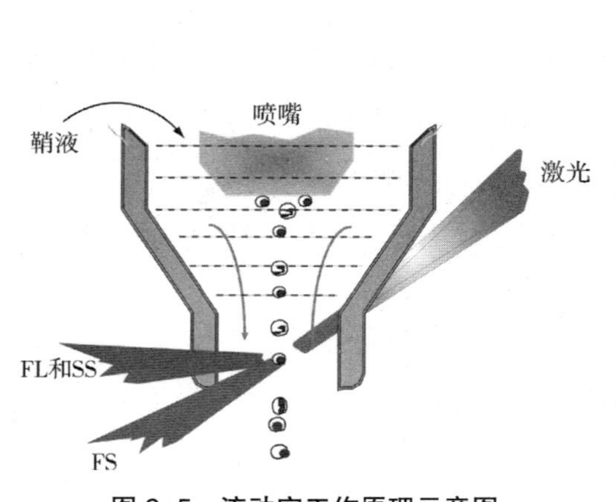

图 9-5　流动室工作原理示意图

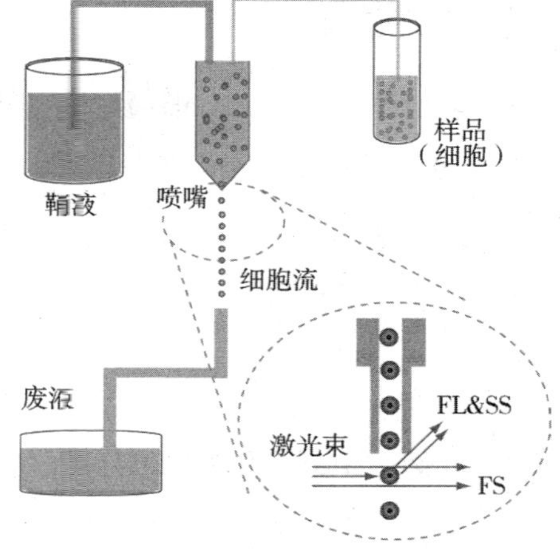

图 9-6　流式细胞仪液流系统示意图

任务二　T细胞增生试验

T淋巴细胞受到特异性抗原或非特异性有丝分裂原（如PHA、ConA）刺激后，可出现淋巴细胞增生或淋巴细胞转化现象，淋巴细胞增生能力或转化率的高低，可反映机体细胞免疫水平，因此可作为测定机体免疫功能的指标之一。T细胞增生试验的方法有形态学方法、MTT比色法和H-胸腺嘧啶核苷（H-TdR）掺入法等，可根据不同的实验条件及实验目的进行选择。

一、形态学方法

【实验原理】

T淋巴细胞在体外培养过程中，受到PHA等刺激后，可向淋巴母细胞转化，表现为体积增大、胞质增加而深染、出现空泡、核仁明显、核染色质疏松，部分细胞出现有丝分裂。将细胞制片、染色，在显微镜下观察细胞转化的形态，计数转化细胞的百分率，可反映机体的细胞免疫功能。

【实验试剂与器材】

肝素抗凝人外周静脉血；RPMI 1640培养液（pH 7.2~7.4）；PHA（有商品出售），用RPMI 1640培养液配成500~10000μg/ml；吉姆萨（Giemsa）染液；固定液（甲醇与乙酸按9:1混合）；细胞培养瓶、试管、CO_2培养箱、超净台、离心机、计数器及显微镜等。

【操作方法】

（1）取肝素抗凝血0.1ml，注入预先加有1.8ml RPMI 1640培养液的培养瓶内，同时加入PHA（100μg/ml）0.1ml，对照瓶内不加PHA。混匀后置37℃ 5% CO_2培养箱内培养3天，期间每天旋转摇匀1次。

（2）培养结束，2500r/min离心10分钟，弃上清液，沉淀加5ml固定液，室温作用5分钟。

（3）2000r/min离心10分钟，弃上清液，留0.2ml沉淀细胞制片、干燥。

（4）吉姆萨染液染色10~20分钟，水洗，干燥。

（5）油镜计数200个淋巴细胞中转化细胞的数量，计算转化率。

【结果判断】

未转化细胞（成熟淋巴细胞）与转化细胞（包括淋巴母细胞和过渡型淋巴细胞）的形态特征如下。

1.未转化细胞 与未经培养的小淋巴细胞大小一样，直径为6~8μm，核染色致密，无核仁，核与胞浆比例大，胞浆染色为轻度嗜碱性。

2.过渡型淋巴细胞 比小淋巴细胞大，10~20μm，核质染色略有疏松，但具有明显的核仁，这是与未转化淋巴细胞的鉴别要点。

3.淋巴母细胞 细胞体积增大，直径20~30μm，形态不整齐，常有伪足状突起，核染色质疏松，有核仁1~3个，胞浆增多，常出现空泡。

按上述形态特征检查推片的头、体、尾三部分。数200个淋巴细胞，算出转化率。

淋巴细胞转化率=转化的淋巴细胞数/（转化的淋巴细胞数+未转化的淋巴细胞数）×100%

注：转化率在一定程度上可反映细胞免疫功能。正常情况下，PHA诱导的淋巴细胞转化率为60%~80%。

【注意事项】

（1）培养基成分对转化率有较大影响，应在有效期内使用。

（2）培养时要保证有足够的气体，一般10ml培养瓶内液体总量不要超过2ml。

（3）PHA剂量过大对细胞有毒性，太小又不足以刺激淋巴细胞转化，试验前应先测定PHA转化反应。

（4）实验中要严格无菌操作，防止污染。

二、MTT比色法

【实验原理】

MTT是一种淡黄色的四甲基噻唑盐，细胞内线粒体琥珀酸脱氢酶催化其发生的呈色沉淀反应可反映细胞增生程度。淋巴细胞受PHA刺激增生时，通过线粒体能量代谢过程，可将外源性MTT代谢形成蓝紫色结晶甲臜（formazan），沉积于细胞内或细胞周围，甲臜的形成量与细胞增生活化的程度成正相关。异丙醇或二甲亚砜等有机溶剂能溶解甲臜，故可用酶联免疫检测仪测定细胞培养物的A_{570mm}值来反映细胞活化增生情况。

【实验试剂与器材】

1.标本　肝素抗凝人外周静脉血。

2. RPMI 1640培养液、PHA等　同“一、形态学方法”。

3. MTT溶液（5mg/ml）　用0.01mol/L pH 7.4的PBS缓冲液配制，溶解后用针头滤器经0.22μm滤器过滤除菌，4℃避光保存。

4. 0.04mol/L 盐酸–异丙醇　取异丙醇300ml加浓盐酸1ml混合即可。

5.仪器　酶联免疫检测仪、96孔细胞培养板、CO_2培养箱等。

【操作方法】

（1）密度梯度离心法分离外周血单个核细胞，并用含10%小牛血清的RPMI 1640培养液悬浮细胞，调细胞浓度至2×10^6/ml。

（2）将细胞加入96孔培养板中，100μl/孔，每个样品3个复孔，并设相应对照孔。实验孔每孔加含PHA（10μg/ml）的RPMI 1640培养液100μl，对照孔加不含PHA的1640培养液100μl，混匀后置37℃、5% CO_2培养箱内培养68小时。

（3）每孔吸弃上清液100μl，加MTT 10μl/孔，混匀后继续培养4小时。培养结束时加10μl盐酸–异丙醇，静置10分钟，充分溶解后置酶联免疫检测仪分别测定A_{570mm}和A_{630mm}。

【结果判断】

以刺激指数（SI）判断淋巴细胞转化程度：

$$\text{刺激指数（SI）}=（\text{试验孔}A_{570nm}\text{均值}-\text{试验孔}A_{630nm}\text{均值}）/（\text{对照孔}A_{570nm}\text{均值}-\text{对照孔}A_{630nm}\text{均值}）$$

【注意事项】

（1）加入盐酸–异丙醇后要在1小时内进行测定　若1小时内来不及测定，可将未加盐酸–异丙醇的培养板置4℃保存，测定前取出，室温静置后再加盐酸–异丙醇，按上法测定。

（2）实验过程中注意无菌操作。

【思考题】

（1）T细胞增生试验常用方法有哪些？简述其原理和优缺点。

（2）转化的淋巴细胞在形态上有何特征？

【任务反馈】

T 细胞增生试验操作自评表

评价项目	评价标准	分值	得分
加样	加样是否准确	5	
培养	培养温度时间是否正确	5	
固定、制片	制片厚薄、大小是否合适	10	
染色	染色步骤是否正确	20	
显微镜检查	显微镜使用是否正确、能否分辨转化淋巴细胞	20	
计数	淋巴细胞中转化细胞的数量计数是否正确	20	
结果报告	是否掌握结果报告方式	10	
职业素质	是否具有耐心和细心、团队协作精神	5	
生物安全意识	操作过程中是否具备生物安全意识	5	
合计		100	

项目三　吞噬细胞功能测定

专职吞噬细胞包括中性粒细胞和单核吞噬细胞。吞噬细胞功能测定主要包括吞噬细胞趋化、黏附、吞噬和胞内杀灭等功能检测。通过形态学观测和计算吞噬细胞吞噬颗粒性异物的吞噬率和吞噬指数，可判断其吞噬功能。中性粒细胞吞噬试验中颗粒性异物常采用微生物（细菌或单细胞真菌），巨噬细胞吞噬试验常采用鸡红细胞（CRBC）。

本试验主要介绍中性粒细胞吞噬功能测定。

【实验原理】

中性粒细胞具有吞噬功能，当与颗粒物质（如白色葡萄球菌）混合孵育一定时间后，颗粒物质被吞噬。根据吞噬率和吞噬指数可反映该细胞的吞噬功能。

【试剂和器材】

1. 试剂　肉汤培养基、白色葡萄球菌、无菌生理盐水、肝素（用生理盐水配制，浓度20U/ml）、瑞特（Wright）染液。

2. 器材　37℃温箱、显微镜、滴管、一次性采血针、血红蛋白吸管、凹玻片、有盖湿盒、无菌干棉球、酒精棉球、碘酒棉球、接种环等。

【操作方法】

1. 菌液制备　将白色葡萄球菌接种于肉汤培养基中，放37℃温箱培养约12小时，置100℃水浴中加热10分钟即可杀死。用无菌生理盐水稀释，用麦氏标准比浊管比浊调整菌浓度至6×10^{8}/ml，4℃保存备用。

2. 实验操作

（1）于凹玻片孔内加入肝素20μl，无菌采人末梢血40μl，加入后立即搅动混匀。

（2）向孔内再加入制备的白色葡萄球菌液20μl，混匀。

（3）置湿盒中，放37℃温箱作用30分钟，其间每隔10分钟摇匀一次。

（4）取1小滴混合液推片，自然干燥，瑞特染色，水洗，干燥，油镜检查。

【结果判定】

计数200个中性粒细胞，分别记录吞噬细菌的细胞数和各个细胞吞入的细菌数。计算吞噬率和吞噬指数：

吞噬率=200个中性粒细胞中吞噬细菌的细胞数/200×100%

吞噬指数=200个中性粒细胞中吞噬细菌的总数/200

【注意事项】

（1）所用器材要洁净、无油污。

（2）菌液和湿盒在临用前应37℃预温。

操作步骤（1）和（2）要迅速，并将混合液尽快置入湿盒37℃保温，否则会降低吞噬率和吞噬指数。

（3）越接近片子末梢白细胞数越多，计数时应取片子前、中、后三段计数，以提高准确性。

【方法评价】

此法易操作、不需特殊设备、省时、费用低廉、结果直观，可用于评价其他方法获得的结果，但是光学显微镜分辨率低，有时难以计数吞入的细菌颗粒。

【思考题】

影响中性粒细胞吞噬功能的因素有哪些？

【任务反馈】

吞噬细胞功能测定操作自评表

评价项目	评价标准	分值	得分
菌液制备	菌液制备浓度是否正确	5	
加样	加样是否准确	5	
制片	制片厚薄、大小是否合适	10	
瑞特染色	染色步骤是否正确	20	
显微镜检查	显微镜使用是否正确、能否分辨转化淋巴细胞	20	
计数	吞噬细菌的细胞数和各个细胞吞入的细菌数计数是否正确	20	
结果报告	是否掌握结果报告方式	10	
职业素质	是否具有耐心和细心、团队协作精神	5	
生物安全意识	操作过程中是否具备生物安全意识	5	
合计		100	

练习题9

（董　慧　王富英）

参考文献

[1] 夏金华，舒文.免疫检验技术[M].北京：科学出版社，2016.

[2] 曾常茜.临床免疫学检验实验指导[M].4版.北京：中国医药科技出版社，2019.

[3] 尚红，王毓三，申子瑜.全国临床检验操作规程[M].4版.北京：人民卫生出版社，2014.

[4] 薛大奇.关于当前梅毒诊治中几个问题的探讨[J].中国性科学，2008，(17)8：23-25.

[5] 田绿波，陈肖潇，樊学军，等.3种梅毒筛查方法的比较[J].中国卫生检验杂志，2008，18(8)：1567-1568.